50歳を超えても30代に見える食べ方

講談社+α新書

まえがき——若さを取り戻し生命力を高める「食べ方」の極意

私たちは巨大なミミズです。ミミズの体は一本の管からできています。地中を進んでいくと、土が体のなかを通過していき、それに含まれる養分は自然に吸収され、残りはお尻から排泄されます。

ミミズにとって動くことが食べること、食べることが生きることなのです。そのため体内の環境は体外の環境と一致しています。いい土のなかに棲んでいれば、土の養分（栄養）を吸収して元気に生き続けます。しかし、もしその土が汚染されたら、ミミズは生きていくことができなくなるのです。

これと同様、私たちの体も一本の管からできています。口から肛門に続く「消化管」です。生きるためには食べなければなりませんが、その食べ方や食べるものによって、元気にもなれば病気にもなります。

自然界は様々な毒で満たされています。自然界の生物、ことに、その場から逃げることのできない植物や魚の卵は、自分の身を捕食者から守るために毒を持つようになりました。

動物はその毒を嗅ぎ分ける能力を持っています。食べる前に臭いを嗅いで、毒は決して口にしません。

しかし、人間や人間社会で育ったペットは、その能力を失っています。毒と知らずに、時には毒とわかっていながらも食べてしまいます。

その典型が「麻薬系」の食べ物です。麻薬にはある特徴があります。食べたとき脳の報酬系と呼ばれる部分を刺激して、ドーパミンやエンドルフィンという幸せを感じるホルモンを分泌させます。

しかし、脳はすぐに慣れてしまって、もっと強い刺激を要求します。そのため麻薬の摂取量はどんどん増えていきます。

このことは体をむしばみ、また依存症を生じさせます。その頃になると私たちも体調不良を感じ、その食べ物に疑問を持ち始めますが、時すでに遅し。完全な依存症になっていますので、中断すると禁断症状を起こします。

結局、麻薬を止めることができずに命を縮めてしまうのです。

さて、こうした多幸感があり、依存症を起こす麻薬系の食べ物とはいったい何でしょう?

じつは人間社会で売られているほとんどの食べ物に麻薬系の細工がしてあります。人々に「美味しい」といわせて依存症を生じさせ、リピーターにさせるための細工です。

つまり、自然界に依存する食べ物以外の、人の手によって加工された食べ物のうち、「美味しい」と感じさせるものは、すべて麻薬系と思っていいでしょう。

わかりやすい例でいえば「酒」です。酒を飲めば多幸感があり、だんだん酒量が増え、毎日飲むような習慣性が生じ、気づいたときには体を壊すか仕事に支障をきたしています。これを「アルコール依存症」といいます。

また、食べ物ではありませんが、口にするものとしてタバコもあります。

ここでも、「多幸感―増量―習慣性―毒性」の「依存症の連鎖」が生じます。これはタバコに含まれる「ニコチン」によるものです。ニコチンはタバコの葉が草食動物から身を守るために持っている「アルカロイド」という神経毒です。

ほかに同じアルカロイドを含む飲料として、お茶やコーヒー、ココアがあります。アルカロイドの一種の「カフェイン」という神経毒を含んでいるため依存症の連鎖を生じます。「お茶は世界に誇る日本の文化だから麻薬呼ばわりはけしからん」と思う人は、この本を読まなくて結構です。そういう人は、自分の赤ちゃんにも濃いお茶やコーヒーを飲ませているのでしょう。「科学的データをも否認して薬物の摂取を正当化する」のは依存症患者の特徴ですので仕方ありません。

ニコチンやカフェインは、ヘロインやコカインと同じアルカロイドなので、まぎれもない「麻薬系」物質なのです。

スイーツにも依存性があるといわれ、数々の動物実験でも確認されています。あなたが甘いものを食べたいという衝動を抑えることができないとしたら完全な依存症です。しかも、糖が体をむしばむ毒性は「糖毒性」とまで呼ばれています。

糖毒性のもとになるのは、ＡＧＥ（終末糖化産物）と呼ばれる糖とタンパク質が結合した物質。分解されず蓄積されるので、まさに毒と呼ぶにふさわしい食べ物です。詳しくは本文で説明しましょう。

塩分にも依存性があります。子供の頃の味付けに生涯縛られるのも習慣性のせいです。

私は醤油、ソース、ケチャップ、マヨネーズを「塩分四天王」と呼んでいます。血圧が高いといわれても、このなかのどれかをかけてしまう人は「塩分依存症」でしょう。

化学調味料は麻薬系の最たるものです。「うまみ成分」というネーミングで私たちの食生活に深く広く浸透しています。

昔、化学調味料のメーカーが売り上げを伸ばすためのアイデアを社内で募集したとき、採用されたのは容器の振り出し口を大きくするというものでした。それによって使用量を多くして依存性を高めれば、漬物にも味噌汁にも使わずにいられなくなります。

いまはこの化学調味料だけでなく、数多くの麻薬系の食品添加物が開発されています。ポテトチップスなどは、何十種類もの添加物によって、年々複雑な味になっています。袋菓子を購入したときに、裏側の原材料名表示を見てください。添加物の種類の多いものや、「やめられない、止まらない」ものは、依存性があると考えたほうがよいでしょう。

脳は麻薬が大好きですから、脳に支配されている動物たる人は、依存症になりやすいのです。

空腹は人を健康にすることが科学的に証明されているので、本書ではお腹がグーッと鳴ってから食べることをすすめています。

「そのときは何を食べてもいいですよ」といっても、健康に良い「完全栄養」を選ぶべきなのですが、なかには麻薬系の食べ物にむしゃぶりつく人もいます。こうした人には本当においしい完全栄養の味を教えて、味覚を治すしかありません。

そこで、本書の随所にレシピを加えました。また、空腹のときに体が健康になるメカニズムや、空腹によって体を壊すことがない理由もわかりやすく解説しています。

五〇万部を超えるベストセラーとなった前著『50歳を超えても30代に見える生き方』を総論とすれば、本書はきわめて実用的な一冊です。あわせて読んでいただくことによって、あなたの心身が健（すこ）やかで若々しくなることを保証します。

目次◉50歳を超えても30代に見える食べ方

第三章　肌を美しくする食事術

第四章　免疫力をつける食事術

第五章　ガンを予防する食事術

第六章　ストレスに負けない食事術

第七章　二〇歳若返るための料理法

第一章　肥満を解消する食事術

自然界の三つの「ない」とは

私たち人類は、「霊長類（れいちょうるい）」です。「人類は万物の霊長である」ともいいます。この「霊長」とは「不思議な能力を持つ、最も優れたもの」という意味です。

ずいぶんおごった考え方だと思いませんか？

その霊長であるはずの私たちは、自分の食欲を抑えることができずに、肥満とそれに続く生活習慣病に苦しんでいるのです。なんともお粗末な話です。

皆さんの多くは、自分のお腹の脂肪をつまんでは「少し食べただけですぐ太る」といって、ため息をもらしています。決して大食しているわけでもないのになぜ太ってしまうのか？　――まずはその謎解きから始めていきましょう。

物事の真理を探究するためには、人類が万物の霊長である、というようなおごった考えは捨てなければなりません。

人類も地球上の生物の一つ。他の動物と同じ自然界の法則に従って進化してきたはずです。そこで野生の動物たちが、どのような状況のなかで生きているのか考えてみましょう。

1　いつでも異性に出会えるとは限らない

2　いつでも水にありつけるとは限らない

3　いつでもエサにありつけるとは限らない

三つの「ない」が並びましたが、これが自然界の日常です。これがなぜ私たちの体と関係してくるのでしょうか?

危機のときに妊娠率が高まる理由

まず、1の「いつでも異性に出会えるとは限らない」についてですが、アフリカのサバンナに棲むライオンや北極に棲むシロクマが異性と出会うというのはまれなことです。ですから、もし出会って交尾をしたら、必ず妊娠できるようでなければ、子孫を残していくことができません。

そのため、彼らは「性交後排卵」という体質を手に入れました。

通常、排卵には自然周期があります。月の満ち欠けに従って、人類は約二八日の周期で卵子が放出されるようにできています。なぜ月の同期に従うかは、前著『50歳を超えても30代に見える生き方』をお読みください。

この排卵の数日前に性交しないと受精はできません。しかし性交後排卵では、性交が刺激となって排卵をするので、必ず妊娠できるのです。

ちなみに、どうして人類が性交後排卵の機能を失ったかを説明しましょう。

牙や角を持たない人類は、種の繁殖と食物の獲得のために「群れ」をなすようになり、それが発展して「社会」を形成しました。

その結果「いつでも異性に出会える」ようになりました。そうなると女性は「望まない妊娠」を避けるように適応し、性交後排卵が生じなくなったのです。

それでも戦時中、出征直前に祝言をあげて、その初夜に妊娠したという話をよく聞きます。また、飢餓や内戦で生存の危機にさらされている地域では、出生率が異常に高くなります。

これらは、性交後排卵の機能を取り戻した一例でしょう。生物は危機のときにこそ妊娠しやすくなるのです。

むくみは進化の証し

では、2の「いつでも水にありつけるとは限らない」という点についてはどうでしょうか?

日本に住む私たちは水道の蛇口をひねればいつでも水が飲めますが、世界中には水道どころか井戸すらない地域もたくさんあります。生命活動を維持させるのに欠かせない水は、とても貴重なものです。動物たちはこうした慢性的な水不足にどう対処したのでしょうか?

なかなか水にありつけない状態で、摂取した水分がすべて尿として排泄されてしまったらすぐに脱水症状に陥り、生命の危機にさらされてしまうことになります。

そこで、水が簡単に排泄されないよう体内で蓄えるようになりました。

では、どのように水を蓄えているのか？　ラクダはコブのなかに水を蓄えているということを子供の頃に習いましたが、じつはあれは脂肪であり、水ではありません。

では、血液のなかに蓄えるのでしょうか？　もしそうなら、水を飲むたびに血圧が上がって、のどが渇けば下がってしまう。そんなことを繰り返していたら、生命を維持することができなくなってしまいます。

かといって細胞のなかならばどうかというと、これも問題があります。

体内に取り入れた水がすべて細胞内に運ばれていったら、細胞が膨張し、二倍、三倍の大きさになって、栄養が行き渡らなくなってしまいます。また脱水を起こせば、今度は小さくなって、干からびてしまいます。

では、血圧にも細胞にも影響を与えずに水を貯めるにはどうしたらいいか？　そのためには、「サードスペース」と呼ばれる、細胞と細胞の間にある「間質」を利用するしかありません。

この細胞どうしのすき間にも体液は流れており、「間質液（細胞間液）」と呼ばれています。そして、間質液がリンパ管に入れば、リンパ液となります。

そうです、動物たちは水不足に備えて間質に水を貯蔵するようになったのです。これが

「むくみ」です。

むくみがあると、足は太く、顔は大きく見えるため、これをいまわしく思う人が多いと思いますが、むくみこそが、水不足を生き抜くために生物が獲得した進化なのです。

最近では、いつでもペットボトルを持って水分を補給している人が多いのですが、朝、顔がむくんでいれば、むくみが取れるまで水分は必要ありません。ガムを噛んでいるだけで一日五〇〇ccもの唾液が出るので、それで十分にのどを潤(うるお)すことができます。

飢えを生き抜くための遺伝子とは

そして、3の「いつでもエサにありつけるとは限らない」という点についてですが、これも自然界では当然のことです。

特に肉食動物の場合、獲物となる草食動物のほうも生きるために必死ですから、そう簡単にはつかまってくれません。そこで、ようやくありつけたエサの栄養は、すぐに消費せずに体のなかに蓄えるようになりました。

この現象は植物においても見られます。

植物は光エネルギーによって、水と二酸化炭素から、酸素と糖質を作ります。これを「光合成」といいます。

糖は植物が生長し、種子を残すためのエネルギー源ですが、そのままでは他の生物、たとえば細菌、カビ、虫、草食動物などにも利用されやすいため、「でんぷん」という分解されにくく安定した物質に転換して、根や種子の部分に蓄えます。そして、必要なときに「アミラーゼ」という分解酵素で糖に変換し、小出しに使うのです。

これと同じように動物も、消化管から吸収した「糖」「アミノ酸」「脂肪酸」を安定した形で体に蓄えます。

そのひとつの形が「グリコーゲン」です。グリコーゲンは容易に糖に転換できるので、瞬発力を必要とする筋肉で消費されるのですが、一グラムで四キロカロリーにしかなりません。燃焼効率が悪いのです。

そのことには二つの意味があります。

エネルギーを生むためには大量のグリコーゲンがいる。つまり、エネルギーをグリコーゲンとして蓄えると体重が重くなり、エサを求めて移動するのが困難になるということです。また、グリコーゲンが豊富にあるといくらでも運動ができます。これは一見良いことのように思えますが、なかなかつかまらない獲物を追いかけ続けると、エネルギーを浪費します。そのため、グリコーゲンはわずかしか蓄えられず、運動するとすぐに枯渇して疲労を感じるようになっており、必要以上にエネルギーを消費しないシステムができあがっているのです。

体に蓄えるもうひとつの形が「脂肪」です。脂肪は簡単には分解されませんが、一グラムで九キロカロリーにもなるので、これならエネルギーをたくさん蓄えても軽くて済みます。

体重七〇キロの人でもグリコーゲンは半日分しか蓄えられていませんが、脂肪は六七日分も蓄えられています。

糖質を摂取していると「糖質サイクル」が回ってエネルギーを作りますが、脂肪は使わないので、すぐにグリコーゲンは枯渇してお腹が空きます。一日三食が必要なのはそのためです。

しかし、豆や魚などの低糖質食や絶食しているときは「脂肪（ケトン体）サイクル」が回っているので、脂肪がどんどん分解され、一日一食でもこと足りるのです。

よく短距離走のような「無酸素運動」ではグリコーゲンが消費され、すぐに疲れるのに、歩行のような「有酸素運動」では脂肪が燃焼するのでいつまでも歩けるのは、こういう意味なのです。

そして、少し食べただけでたくさんの脂肪を蓄えることができる遺伝子を持ったものだけが生き残った——その名を「倹約遺伝子」といいます。

「少し食べただけで太ってしまう」のは、飢えを生き抜いた人類の進化の証(あかし)なのです。

内臓脂肪は進化した脂肪

脂肪には「皮下脂肪」と「内臓脂肪」があります。

皮下脂肪にはもちろんエネルギーを貯めるという役割がありますが、このほかにも、寒冷地では、寒さをガードする肉じゅばん、断熱剤としての働きもあります。

これに対し、内臓脂肪はさらに進化した脂肪だと考えてください。

たとえば、心臓、肝臓、肺といった臓器が寒さで凍ってしまえば、私たちは生命を維持することができません。そのため、周囲の脂肪を燃焼させることで熱を発生させ、内臓を寒さから守るようになりました。

通常、寒いときには体がブルブルと震えますが、これは筋肉のなかにあるグリコーゲンが燃焼することで熱を生み出しているのです。

しかしグリコーゲンは、先述のとおり、一グラムあたり四キロカロリーにしかなりません。これに対して脂肪の燃焼は、一グラムで九キロカロリーにもなりますので、お腹のまわりに脂肪を貯めて燃焼させたほうが、はるかに熱効率がいいことがわかりますね。

一般的に、ブルブル震えて熱を生み出す仕組みは「震え熱産生」、震えなくても熱が生み出せる仕組みは「非震え熱産生」と呼ばれています。

震え熱産生→糖から熱エネルギーを生み出す（効率が悪い）
非震え熱産生→脂肪から熱エネルギーを生み出す（効率がいい）

糖による熱エネルギーを石炭や木炭にたとえた場合、脂肪による熱エネルギーは石油ストーブに匹敵すると考えられています。

脂肪の蓄積はメタボの原因のように思われていますが、それは生きていくために必要があって生じたもの。私たちの生活が極端な飽食に傾きすぎたために、「悪玉」の役割を演じさせられているのです。

世に「悪玉」と呼ばれるもののほとんどは、私たちの生活習慣によって汚名を着せられているのであって、本当の悪玉は私たちの行いや考え方にあるということに、まずは気づくべきでしょう。

男性はやせ型でもメタボ予備軍?

以前、あるテレビ番組の企画で面白い実験を行ったことがあります。

それは、女性歌手でタレントのＭＫさんと私のお腹の断面をＣＴスキャンで撮り、内臓脂肪の割合を調べてみたのです。

ＭＫさんといえばとても太った体型をしておられますから、普通に考えたら彼女のほうが内臓脂肪が多いはずだと想像するでしょう。

しかし、結果はまったく逆でした。なんと私よりもはるかに腹囲が大きいにもかかわらず、そのほとんどが皮下脂肪で、メタボではなかったのです。しかも、血液検査値も正常でした。

それに対し、私は標準体重よりやせ型であるにもかかわらず、あろうことか「メタボ予備軍」と診断されてしまいました。

それはなぜでしょう？　たまたま体質が違ったからでしょうか？　いいえ、そもそも男性は内臓脂肪型、閉経前の女性は皮下脂肪型なのです。

動物のメスは寒い冬を迎える前に交尾をして、妊娠します。

そして、赤ちゃんは発熱物質である内臓脂肪の塊（かたまり）です。だからメスは、自分で内臓脂肪を用意する必要がありません。

また、子供を産むために、お腹のスペースを空けておく必要もあります。そのためメスは内臓脂肪がつきにくく、その代わりに、おしり、太もも、腰のまわりなどに皮下脂肪が貯まるのです。

ですから、閉経前の女性は皮下脂肪型、いわゆる洋ナシ型なのです。

一方、オスは子供を産むことができないため、内臓脂肪をたっぷり貯め込んで寒さをしのがなければなりません。そのため、男性は内臓脂肪型、いわゆるリンゴ型なのです（詳しくは前著『50歳を超えても30代に見える生き方』をお読みください）。

アンチエイジングに取り組んでいる私が予備軍に組み込まれてしまうのですから、男性に関しては、少々やせ型でも油断は大敵ということです。

実際、四〇歳代の男性の三〇パーセントあまりがメタボであるのに対し、同年代の女性は六パーセントと二桁にも達していません。

二〇〜三〇代の女性が「最近メタボになっちゃって」ということはありえないわけですから、若いうちはぽっちゃりしているぐらいが健康なのです。実際に「やせ型の女性よりもやや太った女性のほうが長寿である」という研究結果があるのは、こういうことなのです。

しかし、それはあくまで閉経前までのことです。

五〇歳前後で閉経すると途端に体が男性化していきます。

卵巣から女性ホルモンが出なくなると、腎臓の上にある小さな副腎から、非常用の性ホルモンであるアンドロゲンが分泌されます。アンドロゲンは男性ホルモンであるため、従来の皮下脂肪型から内臓脂肪型に変化していき、年齢を重ねるとともにメタボのリスクが高まっていくことになるのです。

これから閉経を迎える方は、そろそろやせる準備を始めなければなりません。

そして、すべての男性と閉経後の女性は、本書を参考に、いますぐ肥満を解消する食事術を開始してください。

その目標は、「くびれたウエスト」です。

バストが小さいのは進化の結果

先ほど女性は皮下脂肪型といいましたが、ことに日本人は皮下脂肪がつきやすく、しかもバストが小さいので、欧米人と比べるとウエストのくびれがありません。じつはこれも人類の進化の結果なのです。日本人は「モンゴロイド」といって、先祖は遠くモンゴルより北のシベリアあたりで発生したといわれています。

寒冷地に棲む動物は、体表面積を少なくして体熱の放散を防ぎます。これを「アレンの法則」といいます。

たとえばアザラシのウエストはくびれてはいないでしょう。全体的に寸胴(ずんどう)で手足が短いですね。これこそ、体表面積を少なくして体熱の放出を最小限にしようとする動物の進化なのです。

そもそも日本に土着していた縄文人は南方系の旧モンゴロイドで、目は二重で毛深く、肌の色も浅黒かったのです。

そこに大陸からやってきたのが北方系の新モンゴロイドで、弥生人と呼ばれます。両者の接点となった秋田や福岡には美人が多いですね。これは「種の多様化の法則」によって両者の良いところが強調されたためなのです。

平安時代の美人画に目を転じてみると、目が細く、鼻が小さく、おちょぼ口で下ぶくれです。これは寒冷地からやってきたため、顔の凹凸が少なくて、目、鼻、口の感覚器が小さく、そして皮下脂肪が多いという進化の結果なのです。当然のことながら、バストは小さく、手足は短く、寸胴だったでしょう。

こうした顔や体型を欧米人と比較してコンプレックスを抱く方が多いのですが、寒さをしのぐための進化なのですから、むしろ誇らしく思っていただきたいと思います。実際に、海外に行くと、日本人は若く見られるため、けっこうもてるのです。

カロリー計算はストレスの源

ここまでお話ししてきたように、内臓脂肪は、飢えと寒さの極限の環境においては善玉でした。しかし、飢えと寒さのない現代に内臓脂肪をたっぷり貯め込んでいたら、それは明らかに悪玉になります。

すべての男性と閉経後の女性は、メタボのリスクにつねにさらされているわけですから、毎日の食生活をすぐにでも見直していくべきでしょう。

昔から「腹八分目」といいます。まず食事の量を二割減らしてみましょう。

そのとき医療者がすすめるのが、カロリー計算です。私もダイエットを始めたときはつねに換算表を持ち歩いて、食べるたびにカロリーを一品一品計算していました。

しかし真面目にやろうと思えば思うほど、カロリー計算はストレスになります。だから、ほとんどの人はすぐに挫折(ざせつ)して、ダイエットを続けることができなくなるのです。

私もあまりの面倒くささにあきれかえってしまって、すぐにやめてしまいました。そこで自分流に考えたのがナグモ式「一日三食・一汁一菜法」です。

一汁一菜の食事は日本では禅宗(ぜんしゅう)のお坊さんが始めたもの。そして、禅の影響を受けた鎌倉時代の武士たちは質実剛健を旨(むね)とし、質素な食事を通して、私がいう「完全栄養」を取り入れていこうと志向したのです。

これは日本古来の健康法であったと考えていいでしょう。

この食事法に切り替えれば、カロリー計算しないで、カロリー制限が簡単にできます。なぜなら、食器の数を制限すれば良いからです。

1　用意する食器は、ご飯茶碗、味噌汁椀、皿の三つ
2　この器に入るものなら何を食べてもよい
3　その代わり、おかわり、間食は禁止
4　一日三食必ず食べる

これだけの条件で腹八分目が可能です。私は一汁一菜をやって、一〇キログラム体重を落とすことに成功しました。

「腹六分目」は難しくない

一汁一菜法で腹八分目に慣れたら、次は腹六分目に挑戦しましょう。これはあらゆる動物で食餌（しょくじ）の量を変えてみたところ、四割減らしたときが最も長生きだったというデータに基づくものです。そのためには、食器の数だけでなく、大きさも制限します。

用意してほしいのは、アンパンマンの絵が描いてあるような子供用の小さな茶碗と味噌汁椀。これにプラスして、おかずを盛るための皿は、コーヒーカップに敷くソーサーを一枚用意してください。

これならどんなに盛っても腹六分目にしかなりませんね。

この器に入るものであれば何を食べても構いません。自分の体が求めるものを、自由に食べてください。味噌汁であれば、野菜の具をたっぷり加えても問題ありません。

ただ、おかわりはしないこと。そして、間食も避ける。一日三食、この一汁一菜だけを摂ることを習慣づけるのです。

そして毎朝、排便後に体重を記録してください。方眼紙に折れ線グラフをつけていくと、体重が日に日に、面白いように減っていくのが確認できます。多少の停滞期間はあると思いますが、そのまま続けていくとまた徐々に減っていき、いわゆる標準体重に入ったところで体重の減少がピタッと止まり、その体重をずっと維持できるようになります。

一汁一菜法　Q＆A

一汁一菜法のお話をするといろいろな質問を受けますのでご紹介しましょう。

■Q　一汁一菜で栄養不足にならないか？

現代人は一回に三菜も四菜も摂りますが、過剰な栄養は体に脂肪として蓄積され、動脈硬化の原因となります。一汁一菜でも、一日三食ならば、十分な栄養を摂ることができます。

■Q　一汁一菜で栄養が偏らないか？

かつて厚生労働省が一日三〇品目食べることを推奨したことがありました。一汁一菜でも、その気になれば皿の上に何種類ものおかずを載せることができます。しかし、栄養をバランス良く摂るには、品数よりも野菜や魚を丸ごと食べるほうが大事。ご飯は玄米で、野菜は葉ごと皮ごと根っこごと、魚は骨ごと腹ごと頭ごと食べれば、「完全栄養」になります（第二章参照）。

■Q　外食のときはどうするのか？

お弁当を作るときは、あらかじめ茶碗やお皿に盛って分量を量（はか）ってから、弁当箱に詰めてください。外でお弁当を買ったときは、マイ茶碗や皿を持参して、それに盛れる分だけを食べるといいでしょう。

外食のときはさすがにマイ茶碗は持参しにくいですね。そのときは、いつもの小さい茶碗一杯分のご飯だけを目分量で皿の上にでも盛って食べ、皿の上のおかずもいつもの一皿分の量だけ食べるようにしましょう。おいしくてもそれ以上食べないように、残すことが大切です。

■Q　ご飯や味噌汁以外を摂ってはいけないのか?

そんなことはありません。好きなものも食べてください。簡単な目安としては、糖質はご飯茶碗に、汁物はお椀に、脂質やタンパク質はお皿に載せてください。

たとえば、うどんやそばを食べたいときは茶碗に入れて、汁はお椀に入れてください。パンやケーキの場合も茶碗に入れれば、ご飯を省略することになります。スープやジュースを飲みたいときは、お椀に入れてください。スパゲティは、お皿ではなく茶碗です。

■Q　一食抜いてもいいのか?

一汁一菜法は一日三食を前提としています。どんなことがあっても、一日三回残さずに食べなければいけません。一食抜いたり、間食したりすることは許されません。

一日三食は本当に必要か

私がおすすめする「一汁一菜ダイエット」は、器の大きさと数に気をつければいいというだけ。器に入りさえすれば何を食べても構わないというルールなので、好きなものを我慢する必要はありません。

ハンバーグでも唐揚げでも、そのときに食べたいと感じたものを盛りつけるといいでしょう。ケーキでもドーナツでも、ご飯の代わりに茶碗に盛れば食べてもいいのです。三食を規則正しく食べることができるので、無理なく目標を達成できます。

私もこの一汁一菜ダイエットによって、確実に減量することができました。

しかしあるとき、この方法の最大の欠点に気づきました。それは、一汁一菜を、必ず一日三食食べなければならないことです。

一般的には、「一日三食」「好き嫌いなく」「残さずに」食べることが丈夫な体を作るためには大切だといわれています。

私もそうしつけられてきましたし、子供にもそうしつけてきました。医師として患者さんもそう指導し、叱咤(しった)激励してきたのです。ところが自分がやってみると、こんなに理にかなわないことはないと感じるようになったのです。

だってそうでしょう。前の晩に食べすぎて食欲がないときもあります。胃がもたれていたり、時間がなかったりするとき、無理して食事を摂るのはつらいものです。

また、午後に大切な会議のあるとき、昼飯をしっかり食べると眠くなります。眠気を覚ますため、会議に入る前にタバコを何本も吸ったり、濃いコーヒーを飲んだりしたら、これはアルカロイドという神経毒ですから、体に良いわけがありません。

食を抜くことは体に悪いといわれていますが、食欲のないときまで何かを口に入れることが本当に必要でしょうか？

そもそも一日三食というのは、いつの時代に決められたのでしょう？

現生人類一七万年の歴史は、飢えとの闘いでした。狩猟時代には、何日間も獲物にありつけない日もあったはずです。耕作が始まったのは、ほんの数千年前ですので、それまでは一日三食などあり得ない話で、もし三食食べなければ健康になれないのならば、人類はとっくの昔に滅んでいたはずです。

日本でも一日三食が習慣になったのは江戸時代の後期ともいわれ、ことに明治時代、富国強兵のために軍隊において始まり、習慣になったようです。

たしかに栄養失調が多かった時代に、三度三度食事を摂らせれば、健康になったことでしょう。しかし、戦後の日本は飢餓状態から飽食状態に変化しました。その結果、ガン、脳卒中、心臓病の三大疾病と、それをしのいで、糖尿病が台頭してきました。こんな時代に一日三食を強いる必要があるのでしょうか？

私が「一日一食」を始めた理由

私も朝起きて食欲がないことや、胃がもたれることが、しばしばありました。そんなとき朝食を抜こうとすると、家族の猛反対を受けました。「朝食を抜くと体をこわす」といって、お粥（かゆ）や雑炊（ぞうすい）を作ってまで、何とか食べさせようとするのです。

私も、心配してくれているのに食べないのは申し訳ないと思って、我慢して食べていましたが、食べた後は必ず腹が張って苦しい思いをするのです。

さんざん我慢して、あるときついにこういいました。「もう朝食を作らないでくれ、食べたいときは自分で作るから！」。

すると、家族もようやく納得して、私には朝食を作らないようになりました。それ以来、胃がもたれているとき、食欲がないとき、時間がないときは、朝食を摂らないようになりました。もちろんお腹がグーッと鳴れば、自分でおにぎりやサンドイッチを作って食べます。

ようやく朝食からは解放されましたが、昼はさらに大変でした。

当時、昼飯はクリニックのスタッフと一緒に外食をしていました。サラリーマンでにぎわう洋食屋の名物メニューはジャンボハンバーグと山盛りのカレースパゲッティです。

これを食べると力がみなぎると思いきや、極度に眠くなって全身がだるくなる。午前中は生き生きと仕事をしていたのに、こうした昼食をとった途端にテンションがガクッと落ちるのです。

昼食を摂ったあとの午後の外来は地獄の苦しみでした。患者さんの話を聞いているうちに睡魔におそわれます。何とか目を覚まそうと太ももをつねったり、背筋を伸ばしたりするのですが、気を失いそうになるほど眠いのです。

そこでついに、クリニックのスタッフに「もう昼食は摂らない」と宣言しました。すると誰もが、「腹が減っては戦（いくさ）ができない」「しっかり食べないと体をこわす」というのです。

それでも昼食を拒否すると、今度は弁当を買ってきました。「ヘルシー弁当」と書いてあるその弁当は、野菜がたっぷりで栄養バランスは良さそうでしたが、味が濃く、ついつい白米もたくさん食べてしまいます。そして、午後はやはり、仕事にならないのです……。

その弁当も拒否すると、次はおにぎりが出てきました。「おにぎり一個なら眠くならないだろう」というのです。

しかし、たった一個のおにぎりでも、眠気をもよおすのには十分でした。さんざんもめたあげく、ついにクリニックでは私に昼食が出なくなりました。

一方、糖質を摂らない「低糖質食」なら眠くならず、午後もバリバリ働けます。これがナグモ式「一日一食法」の始まりです。

以来、私は引き出しに、いつも炒（い）り豆や炒り子やナッツを入れておいて、お腹がグーッと鳴ると食べるようにしています。

いまでも「一日三回食べなければ体に悪い」と信じて、無理して食べたり、人に無理強いをしたりしている方が多いのではないでしょうか？　しかし、食欲がないのに無理して食べることのほうが体には悪いのです。

もしあなたが胃潰瘍(いかいよう)になったら、医師はあなたに絶食を命じ、点滴をするでしょう。そうして数日が過ぎるうちに、あんなに痛かった胃が治って、すっかり元気になります。

あなたは治療のおかげで良くなったと思って医師に感謝するでしょう。しかし実際、医師は何もしていないのです。ただあなたを「不摂生」から隔離しただけ。

入院していると、暴飲暴食も、喫煙も、夜更(よふ)かしもできません。その間に、潰瘍のまわりの正常細胞が細胞分裂して、傷をふさいでくれたのです（細胞分裂に関しては、前著『50歳を超えても30代に見える生き方』をお読みください）。

ですから、食欲がないときの一番の治療は「無理して食べないこと」です。

日中に空腹時間を作ると

さて、朝は食べない、昼も少食……「そうなると夕ごはんはどうなるのだろう？」と心配になってきた方もいるかもしれません。

安心してください。お腹がグーッと鳴りさえすれば、何をどれだけ食べてもいいのですから。

ナグモ式「一日一食法」の目的は減量ではありません。

もちろん一日一食にしていれば体重は減ります。しかしそれは、あくまでも副産物。ナグモ式食事法の目的は「若々しい気力、体力を維持し、人生の夢と希望を実現すること」ですから、体重の多少の増減を気にしてはいけません。

ただ、一日が終わり、ようやく待ちに待った食事。空腹は最高の調味料といわれています。お腹が鳴って、体じゅうの細胞が食べ物を欲求しているわけです。

そういうときに甘いものを食べてしまったり、ファーストフードのようなもので済ませてしまったりするのは、あまりにもったいないことです。

なぜかというと、お腹が空いて体の吸収力がアップしているときに、「麻薬系」の食べ物や栄養価が劣ったもの、食品添加物満載のものを摂ったら、そうした毒物が血液のなかに、細胞のなかに、一気に吸収されていってしまうからです。

ですから、どうせ摂るのなら、なるべく体に良いものを摂るべきです。では、どんなものが体に良いのか?

そこで私が提案するのが、ナグモ式の「完全栄養」です。これについては次章でお話ししましょう。

その前に、ここで一番大事なのは、麻薬系を要求する脳の支配から脱却し、体の声を聞くということです。

体が必要としているなら、多少食べすぎになっても構いません。日中に空腹時間を作るようにしていけば、感覚が鋭くなり、味覚も磨(みが)かれていきますから、だんだん体に悪いものには手を出さなくなっていきます。脳の誘惑に負けず、食べると体が喜ぶようなものを自然と選ぶようになります。

ジャンクフードが無性(むしょう)に食べたくなるような欲求も不思議なほどに減っていき、最終的には私がこの本ですすめているような食事に落ち着いていくはずです。

腹が減っては戦ができない？

消化管のなかに食べ物が入っていない状態で本当に力は出るのか？——そう疑問に思った人もいるでしょう。

「腹が減っては戦ができぬ」ということわざは「腹いっぱいになれば良い戦ができる」という意味だと思っている人がいますが、これは大きな間違いです。

このことわざの本当の意味は何か。実際に戦場に行ったら、食事を摂ることなどほとんどできません。場合によっては二日や三日の持久戦になるので、その間はろくなものが食べられないでしょう。

ですから、戦をするためにはしっかり腹ごしらえをして、内臓脂肪を蓄えておかねばならない。これが本当の意味なのです。

そもそも、腸のなかの食べ物が直接エネルギー源になるのなら、これからボクシングの試合をする選手は、ごはんを腹いっぱいに貯めて試合に臨めばいいことになります。

もちろん、そんなことをしても体の負担が増すだけでしょう。

なぜか？　スポーツの最中は、活動時に働く交感神経が非常に優位になっています。戦うためには体内のアドレナリンを分泌させる必要があるからです。この状況では、消化・吸収はほとんど行われません。いくら腸のなかに食べ物があったとしても、それはエネルギー源とはならないのです。

では、彼らは何をエネルギー源として戦っているのか？　すでに消化・吸収され体に蓄積された脂肪を燃焼させてエネルギーにしているのです。

皆さんは、車を運転しているとき、一〇キロごとに給油するようなことがあるでしょうか？　そんな馬鹿げたことはしないはずです。ガソリンがかなり減って、あるいはゼロに近くなってから給油するのが普通でしょう。

これと同様、私たちもつねに食事を摂る必要はないのです。

「内臓脂肪が枯渇しそうになったら食べて、体に補給しておく」、そして「活動している間は食べずに内臓脂肪を分解してエネルギーにする」ということが、食事をするうえでの最大の鉄則といえるのです。

一日一食法　Q&A

前著『50歳を超えても30代に見える生き方』を刊行して以来、「一日一食」はたいへん話題となりましたが、どうしてもつらいイメージで受け止められがちです。しかし実際はかなりズボラな方法です。ここで私に寄せられた質問にお答えしましょう。

■Q　いつ食べるのか？

お腹が空いたら食べる。お腹が空いていなければ食べる必要はありません。

■Q　お腹が空いたかどうかはどうやってわかるのか？

お腹がグーッと鳴って体が教えてくれます。空腹感という脳の幻想にまどわされずに、体の声に耳を傾けてください。

■Q　お腹が空いてなくても健康のためには食べたほうがいいのでは？

育ち盛りの子供や妊婦、栄養失調の人は確かにそうですが、通常の人は、無理して食べるほうが、むしろ体をこわすでしょう。

■Q　食べたほうが元気が出るのでは？

空腹時は交感神経が優位になっていますので、元気が出ます。満腹になると副交感神経が優位になって眠くなるのです。

■Q　朝昼は何も食べてはいけないのか？

お腹がグーッと鳴れば、朝でも昼でも食べてけっこうです。しかし、食べたあと眠くなると困る人は、量を少なめにして、糖質を含まないか、あるいは糖質の少ないものにしておいたほうが良いでしょう（低糖質食については次章参照）。

■Q　夜、お腹がグーッと鳴ったら何を食べてもいいのか？

その通りです。お酒を飲んでもいいし、食べたいものを食べたいだけ食べてください。しかし、食べすぎれば翌日お腹がグーッと鳴らなくなります。翌日の夕飯抜きがつらいと思えば、今日は腹八分目で止めておきましょう。

■Q　お腹がグーッと鳴らなければ夜も抜くのか？

お腹が鳴らなくても一日一食は食べて結構です。もちろん、食べたくないときは抜いても構いません。私も夜遅く疲れて帰ったときは、食事よりも睡眠を優先することがあります。

この章のまとめ

- 少し食べただけでも太るのは、進化による「倹約遺伝子」の働き。
- 男性と閉経後の女性は「内臓脂肪型」、閉経前の女性は「皮下脂肪型」。
- ナグモ式カロリー制限には、一日三食摂る「一汁一菜法」と「一日一食法」がある。
- 「一日一食法」は朝食を抜いて、夜は何をどれだけ食べても良い。

第二章　体が若返る食事術

空腹が脂肪を燃やすメカニズム

前章で、食事を改善することの必要性をお話ししました。しかし、「一汁一菜法」も「一日一食法」も、確かに体重は減りますが、それは副産物にすぎず、本当の目的は若々しい心身を手に入れて、人生の夢を実現することなのです。

この章では、メタボの危機にあえいでいた私を救い、さらには二〇歳若返らせてくれた食事の秘密について迫っていくことにしましょう。

ポイントとなるのは、「何を食べればいいのか」という点。つまり、今度は食事の内容についても吟味(ぎんみ)したいと思います。まず若返りのファーストステップである空腹の意味をもう少し掘り下げてみましょう。

お腹が鳴ったときに何が起こっているのか？　科学的に解明していくと、お腹がグーッと鳴るのは、「モチリン」と呼ばれるホルモンの働きによるものです。

十二指腸に食べ物が流れてこないと、「まだ胃のほうに食べ物がたまっているのではないか？」と判断してモチリンを分泌し、胃の蠕動(ぜんどう)をうながします。

実際に胃のなかに食べ物があれば、すぐに十二指腸に送られ、やがて小腸で消化・吸収され、空腹感を解消することができます。

ところが、肝心(かんじん)の胃のなかも空っぽである場合はどうでしょうか？

そうなると、上から食べ物が流れてくることは期待できませんね。すると、今度は「グレリン」というタンパク質が働くことになります。

このグレリンの語源は、英語の「grow」と同じで「成長」という意味です。脳から「若返りホルモン」とも呼ばれている成長ホルモンを分泌させ、脂肪を分解して、栄養を確保するのです。

「空腹感」と「空腹」の違い

ナグモ式食事法の基本は、単純明快、「お腹が空いたら食べる、空いてなければ食べない」ということです。「食欲に負けてつい食べすぎてしまう」という人に、まず「空腹感」と「空腹」の違いについて説明しましょう。

空腹の下に「感」という言葉がありますが、これは「妄想」という意味です。

大脳には「新皮質」と「辺縁系（へんえんけい）」があります。前者は「頭」で後者は「心」、あるいは「理性」と「感性」、「建て前」と「本音」といってもいいでしょう。

もともと動物は、辺縁系を中心に本能のおもむくままに生きてきました。しかし、人類は社会を形成するようになった。社会には秩序が必要です。秩序を維持するためには本能を抑える必要があります。

そこで生まれたのが大脳の新皮質です。新皮質は倫理、道徳を重んじ、規則を守る脳。新皮質が辺縁系を支配することによって、本能をコントロールできるようになりました。しかし、新皮質はさらに増殖を続け、体と心も支配するようになりました。その結果生じたのが「妄想」です。

「高所恐怖症」の人は、歩道橋を渡るときに橋が崩れるのではないかと心配します。「閉所恐怖症」の人は、エレベーターに閉じ込められるのではないかと心配します。本来起こるはずのないことを想像して恐れるのは、新皮質が勝手に作り上げた妄想なのです。

本当の孤独とは、無人島に一人で取り残された場合です。家族もいて職場の同僚もいるのに孤独を感じるのは、「孤独感」といって、新皮質の妄想がなせる業(わざ)なのです。

本当の疲労とは、朝から晩までがむしゃらに働いて立てなくなった場合です。一時間も働いていないのに疲れを感じるのは、この妄想から来る「疲労感」なのです。

同じように、皆さんがお腹が空いたといっているのは、新皮質が作り上げた「空腹感」という妄想で、本当の空腹ではありません。本当の空腹とは、脂肪が消費されてお腹がグーッと鳴った状態のこと。だから、お腹がグーッと鳴ったら、何をどれだけ食べてもいいのです。

「空腹なときに食べると脂肪が貯まるというなら太るじゃないか」——その通りです。消化・吸収が高まっていますから、脂肪が貯まります。だから翌日、朝昼を食べなくてもやっていけるという理論的根拠になっているのです。

空腹で血液もキレイに

お腹がグーッと鳴るたびに内臓脂肪が燃焼し、メタボが改善されていく——このメカニズムが見えてきましたね。

ただ、脂肪が燃焼するときには、煤(すす)が出てくるという問題があります。それが「アディポサイトカイン」という物質です。

このアディポサイトカインは、血液中に放出されることで、菌やウイルスなどの外敵の侵入を防ぐという働きがあります。つまり、満腹のときは免疫力がアップするのです。しかし現代のように衛生状態が良く、外敵が存在しないと、血管の内皮細胞を破壊するように働いてしまいます。第四章でお話ししますが、免疫が過剰に作用するのです。

これに対し、お腹がグーッと鳴れば、脂肪細胞から「アディポネクチン」という超善玉物質が出てきて、傷ついた血管の内皮細胞を修復してくれます。

つまり、お腹がいっぱいのときはアディポサイトカインが外敵をやっつけてくれて、お腹がグーッと鳴るとアディポネクチンが傷ついた血管を修復してくれるという、絶妙のコンビネーションで働いているのです。ところが、いつもお腹一杯食べていると、アディポサイトカインばかりが働き、血管の内皮細胞が傷ついて、動脈硬化を起こします。

しかも、いつも空腹状態にあれば、次第に、少し食べただけで満腹感が得られるようになっていきます。これを「胃が小さくなった」といいます。

実際には、脂肪細胞から「レプチン」という摂取中枢を抑制するホルモンが分泌され、少し食べただけで食欲が抑えられるようになったのです。胃は小さくなっていません。

そのためレプチンは「やせホルモン」などと呼ばれることもあるわけですが、肥満者にレプチンが効けばやせられるはずなのです。

しかし残念なことに、太っているとレプチンが効きづらくなります。これを「レプチン抵抗性」といいます。

やせている人はすぐ満腹になって、太っている人はいくら食べても満腹にならないとは、矛盾(むじゅん)していると思いませんか？　この理由は多分、こういうことでしょう。

群をなす動物で食欲に抑制がかからなければ、エサの奪い合いになります。これでは力の弱い子供は成長することができません。そこでレプチンが分泌されて、一つのエサを少しずつ皆で分け合うようになったのです。

しかし、群のボスは権力を維持するために大きい体を保たなければなりません。そのために、太った動物はいくらでも食べられるようにレプチンが効かなくなったのです。

つまり、いくら食べても食欲を抑えられない「デブ」は群のボスになるための適応なのです。でも安心してください。やせればいつでもレプチンは効くようになるのですから。

長寿遺伝子を活性化させるには

一日に最低一度は空腹を感じるような生活を送ることによって、若返りホルモンである成長ホルモンと、長寿ホルモンであるアディポネクチンが働いて、若返りをうながすことは理解していただけたと思います。

じつは、若返りをうながしてくれる働きは、これだけではありません。

前著『50歳を超えても30代に見える生き方』でくわしく書きましたが、近年、不老長寿に関与する遺伝子、すなわち「長寿遺伝子」が発見されました。

様々な動物の食餌（しょくじ）の量と寿命の関係を調べたところ、四割減らしたときに一・四〜一・六倍まで寿命が延びたという結果が出ました。長寿遺伝子が最も効果的に働いたのです。

食べ物の量を「腹六分目」に変えただけで、なぜこうした違いが出るのか？

それは、野生の動物たちには、いつ餌が手に入るかわからない空腹のときにこそ生命力が発現し、元気が出るという、「火事場の馬鹿力」が備わっているからです。

この長寿遺伝子は、正式には「サーチュイン遺伝子」といいます。生命の危機に陥ったときに何とか生き延びようと働くことから、「延命遺伝子」とも呼ばれています。

もちろん、この遺伝子は人間にも働いていることが証明されています。

そう、遺伝子の観点から見ても、「食べる量を減らす」「腹六分目を心がける」ということが若返りをうながし、長寿につながってくることがわかります。

若返りの基本とは「完全栄養」

さて、ここでいよいよ若返りのセカンドステップである「完全栄養の摂取」についてお話ししていくことにしましょう。

私たちの体は、自らを構成している栄養素のどれか一つが欠けてもうまく機能しなくなってしまいます。

そのため、かつて厚生労働省は、「一日三〇品目」食べることを推奨していた時期もあります。しかし三〇品目も用意することは事実上不可能ですよね。

あるいは、「五色のものを食べる」といわれても、ではピーマンを緑、赤、黄といろいろな色をそろえれば様々な栄養が摂れるのかというと、栄養素はどれも同じです。

「まごわやさしい」というのもありました。「ま」は豆、「ご」は「ゴマ」、それとも「ゴハン」?「わ」は「わかめ」かしら? ほら、もうわからなくなってきました。

ナグモ流「完全栄養」は、こうしたわずらわしさが一切なく、ただ一品だけですべての栄養素が摂取できることをいいます。

「すべての栄養を完全に摂ることなんてできるわけがない」と感じる人も多いと思いますが、そんなことはありません。それはとても簡単なことです。

理屈がわかってしまえば誰もが実践できます。それがあなたの生命力を高め、若返りをうながしてくれる大きな助けになるのです。

以下、完全栄養とはどんなものなのかお話ししていきましょう。

現代食は部分栄養の寄せ集め

完全栄養とは、「私たちの体を構成しているすべての栄養素をバランスよく摂れること」を意味しています。

果たしてどうすれば、それが可能になるのでしょうか？

地球上の脊椎（せきつい）動物は、すべて魚という共通の祖先から進化したわけですから、姿かたちは異なっていても、体を構成している栄養素の種類とそのバランスは、ほぼ一致しているのです。

つまり、地球上の生き物を丸ごと一匹食べれば、私たちの体に必要な栄養素をすべて摂ることができる。それが私のいう完全栄養ということになるわけです。

しかし、ブタ一頭、あるいはウシ一頭を、全部食べることはできないため、ヒレ肉だけ、バラ肉だけといった「部分」だけを食べているわけで、これは栄養が偏った「部分栄養」です。

また、マグロのような大型の魚も丸ごと一匹食べられないので、トロの部分だけ、赤身の部分だけといった部分栄養になってしまいます。

また、もう一つの問題として、食物連鎖との関わりがあります。

たとえば海のなかでは、まずプランクトンを小型の魚が食べ、小型の魚を中型の魚が食べ、中型の魚を大型の魚が食べていくという、食の連鎖が成り立っていますが、ご存じのように、昨今は海洋汚染が非常に進んでいます。

小型の魚が取り込んだ水銀などの有害物質は、食物連鎖が進んでいく過程でどんどん濃縮されていくため、大型の魚ほど有害物質のリスクが高くなるのです。

事実、妊婦はマグロの摂取を週に一回までに控えるようにと、厚生労働省が勧告していま す。偏った栄養であるうえに水銀濃度も高いのですから、摂りすぎていいはずがありません。

体にリスクのある部分栄養をわざわざありがたがって摂るよりも、小型の魚を丸ごと摂るようにすれば、完全栄養を得ることができます。イワシ、シシャモ、ワカサギ、キビナゴ、ドジョウなどの小魚のほか、小エビやイカもおすすめです。

ですから、こう覚えてください――「魚は骨ごと、腹ごと、頭ごと」と。

これは野菜に関しても、まったく同じことがいえます。

たとえば、葉は光合成を行う場所ですから、ビタミンやミネラルがたっぷり含まれていますが、栄養を蓄える場所ではありません。

栄養は根のほうに運ばれ、でんぷんとして蓄えられているのです。

また、同じ根の部分でも、皮に近い場所には、体のサビを取ってくれるポリフェノールがたっぷりと含まれています。

「野菜は葉ごと、皮ごと、根っこごと」――つまり、丸ごと食べれば、これらの栄養素を一度に摂取することができるのです。

皮を捨ててはいけない

「野菜は葉ごと、皮ごと、根っこごと」とお話ししましたが、このなかで最も見落とされてしまっているのが、「皮ごと」でしょう。

調理の際に皮は必ずといっていいほど捨てられてしまいますが、これがいかにもったいないことなのか説明しましょう。

まず、私たちの体が皮膚というバリアによって守られているのと同じように、植物の皮も外界とのバリアとして働いています。

たとえば、リンゴの皮を剝くと、すぐに茶色く酸化します。皮が酸化からリンゴを守っているのです。つまり「抗酸化作用」があるということ。

また、木になっているリンゴの皮が傷ついても、数日すると傷口はふさがります。つまり、傷を治す「創傷治癒効果」があるのです。

さらに、皮があるおかげで菌やカビが侵入してきません。つまり「抗菌作用」もある。

どうでしょうか？　どれも細胞を活性化させ、若返りを手に入れるうえで欠かせない働きであることが理解できるのではないでしょうか？

ですから、「一個のリンゴで医者いらず」といいます。これはリンゴを皮ごと食べると病気にならないという意味ですが、皆さんは皮を剝いて食べていますよね。これでは何の意味もありません。

毎朝、野菜や果物のジュースを飲んでいるという人もいますが、ジューサーは肝心の皮をはねのけてしまいます。ジューサーではなくミキサーを使う。それよりも丸ごと食べることが理想です。

私たちは、食べ物のすべてを体のなかに取り入れることで、その食べ物を生かしている栄養を完全に得ることができるのです。

食べ物はなるべく丸ごと食べる、言い換えれば、丸ごと食べられない大きな動物は食べるのを控えるようにする——完全栄養といっても、基本となるのはたったこれだけです。

栄養学の知識に縛られてしまっていると、こんな簡単なことがわからなくなってしまい、毎日の献立を組み立てるのにも一苦労してしまいます。

実際、部分栄養をいくら組み合わせたところで完全にはならないわけですから、そうやって考えられた献立にも、どうしても限界が出てきます。美味しくてもどこか欠けたものがあるから、元気になれない、体調が改善できない、若返りできない——こうした問題がつきまとってくることになるのです。

穀物は全粒を食べる

野菜を丸ごと食べることの大切さが見えてきたかと思いますが、これに関連してもう一つ重視してほしいのが、主食となる穀物の摂り方です。

野菜を、葉ごと、皮ごと、根っこごと食べるといいましたが、穀物についても、丸ごと、つまり「全粒」で食べてほしいのです。

日本人にとって穀物といえば、もちろんコメのごはんでしょう。

コメのごはんは、精米の度合いによって、白米、胚芽米、分づき米、玄米に分けることができますが、完全栄養となるのは、もちろん玄米です。

江戸時代前期、元禄時代の頃、太平の世が続いて食生活が贅沢になってきたことで、江戸の町人を中心に、主食であるコメを精米して白米を食べる習慣が広まるようになりました。

その結果、国民病とも呼ばれた脚気が蔓延することになりました。

脚気とは、全身の倦怠感、手足のしびれ、ひどいむくみなどに襲われる病気で、症状が悪化すると歩行も困難になり、心臓の筋肉が動かなくなることで生命を落としてしまいます。

当時は原因がまったくわからなかったため、何ら対処法が見つからず、発病するとバタバタと倒れ、生命を落とす人が相次ぎました。徳川代々の将軍が早死にした原因も脚気です。

また、明治時代の日清・日露の両戦争では、被弾するよりも脚気で死んだ兵隊の数が多かったといいます。

豊富ではなく「丸ごと」がいい

そのため、脚気の原因の究明は国家的急務でした。

一九一〇年、鈴木梅太郎が米糠（こめぬか）に含まれる成分の欠乏が原因だとして、その成分を「オリザニン」と名づけました。しかし論文が日本語で書かれていたため、翌年、カシミール・フンクが、同じ米糠成分を抽出し発表したビタミンが、国際的用語になってしまいました。

いずれにしろ、こうしてようやく、脚気の原因がビタミンB_1の慢性欠乏であることが明らかになったのです。

今日広く飲まれている「アリナミン」もビタミンB_1を主体とした製剤で、もとは脚気撲滅のために生み出されたものです。

白米や白いパン、白い更科（さらしな）ソバがおいしいのはわかりますが、「美味しい」と脳が喜ぶものは麻薬系の食べ物です。そればかり食べていると、胚芽や糠の部分に豊富に含まれる、ビタミン、ミネラル、食物繊維などが、どうしても不足してしまいます。

毎日食べているごはんを少し贅沢にしただけで、日本人は数百年もの間、多くの病死者を出し続けることになった。ビタミンB_1というたった一つの栄養素が欠けてしまうだけで、それだけたくさんの人が苦しめられたのです。

部分栄養を摂り続けることがいかに恐ろしいことか、こうした事実からもよくわかるのではないでしょうか？

玄米ごはんがどうしても苦手だという人は、白米のごはんに糠漬けやたくあんを添えるようにしてください。どちらも玄米を精米したときに出る糠が使われているため、常食する習慣をつければ、白米のビタミンB_1不足をうまく補うことができます。

パンが食べたいというときでも、フワフワの柔らかいパンはお休みにして、精製していない全粒粉やライ麦のパンにトライしてみてください。フワフワのパンに慣れていると硬くて食べづらいと感じるかもしれませんが、よく嚙んで食べると滋味（じみ）があり、腹持ちもとてもいいことに気づくはずです。

麵類についても、精製した小麦粉を使ったうどんやパスタよりも、精製していない田舎そばなどを摂るようにするといいでしょう。

卵は手軽な「完全栄養」

魚や野菜の命を丸ごといただくのが完全栄養だとすると、命の元になる卵や種も完全栄養だということになります。

昔から、病人には卵を食べさせますね。私も子供の頃、カゼで寝込むと、母親が「卵味噌」を作ってくれました。

子供はカゼを引くもの、熱を出すものだといいますが、母親にとっては熱がどんどん上がってくると心配です。昔はカゼや麻疹(はしか)で子供が死ぬことがよくありましたからね。

特に熱が出たときの対処がいけなかった。布団を何枚もかけて汗をかかせる、まっ赤な顔をして汗をいっぱいかけば治るという考え方です。

もちろん、熱が出るのは体が免疫反応を起こしやすくするため。体にとって意味はあるのですが、それ以上に、体を温めて体温を上げすぎると、熱中症になってしまいます。

それでも母親は何とか私を救おうと必死だったのでしょう。布団を何枚もかけ、汗をびっしょりかいたら体を熱い手ぬぐいで拭(ふ)いて、寝間着を替えて、氷まくらを作っては替えてくれました。そして、熱が峠を越えて少し食欲が出てくると、熱い粥の上に卵味噌を少しずつのせて、さじですくってフーフーと息を吹きかけて冷(さ)ましては、口に運んでくれました。

あのときの慈愛に満ちた母親の表情と息の香りを思い出します。

もうひとつ卵を使った料理といえば、やはり「卵かけごはん」です。

「そんなものは料理ではない、○○のレストランのオムレツのほうがおいしい」という方もいらっしゃるでしょう。しかし、たくさんの手間をかけて味つけをしなくても、おいしいものはたくさんあります。

レストランで出てくるドレッシングいっぱいのトマトサラダよりも、朝露(あさつゆ)に濡れたもぎた

レシピ❶

卵味噌

【材料】（１人分）

卵（１個）

酒、味噌（各適量）

【作り方】

1　溶いた卵と同量の酒だけを小鍋に入れて、味噌を１さじ加える

2　よくかき混ぜながら沸騰させてアルコール分をとばす

3　最後に溶いた卵を加えて、炒り卵状に固まるまでかき回してできあがり！

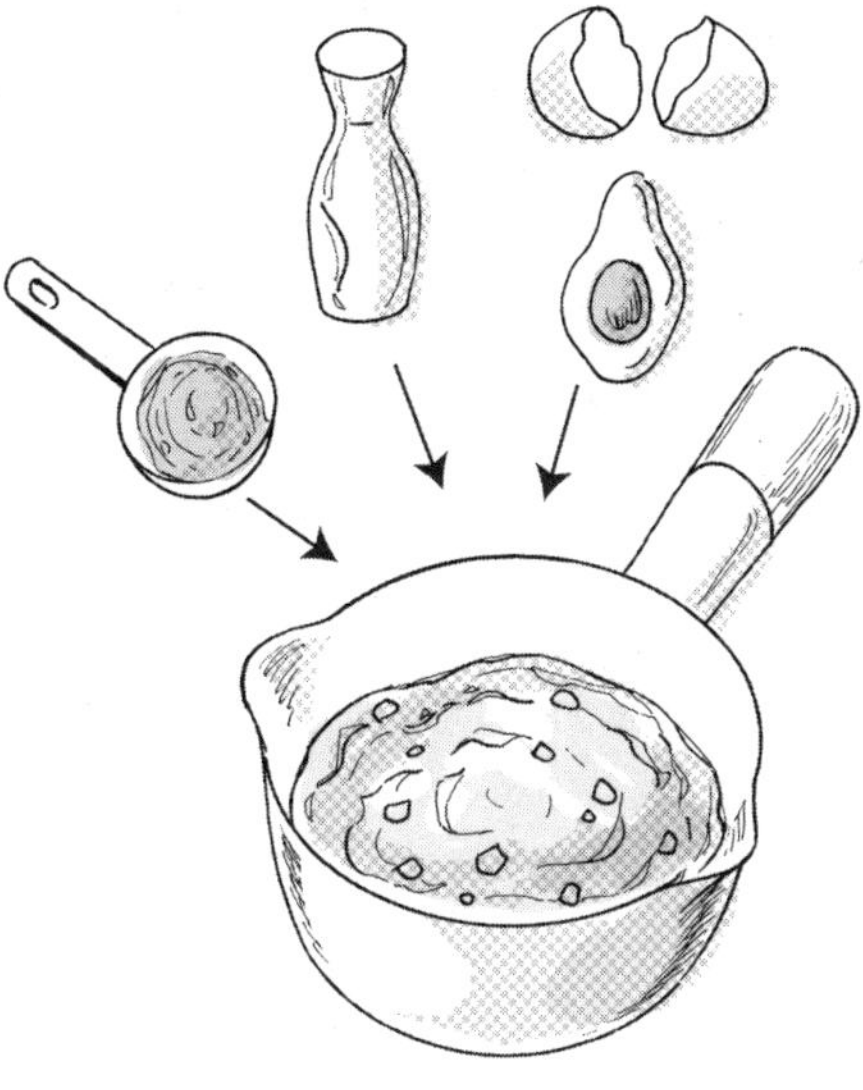

レシピ❷
卵かけごはん

【材料】（３～４人分）

卵（１個）

ごはん、醤油（各適量）

【作り方】

1　卵１個を容器に割り入れ、白身だけを泡状になるまで、よく混ぜる

2　醤油をやや多めに入れたら、黄身をつぶして、よくかき混ぜる

3　茶碗によそった家族全員のごはんの真ん中に箸で穴をあけ、そこに箸を伝わらせて卵を均等に流し込む

4　あとは各自が混ぜればできあがり！

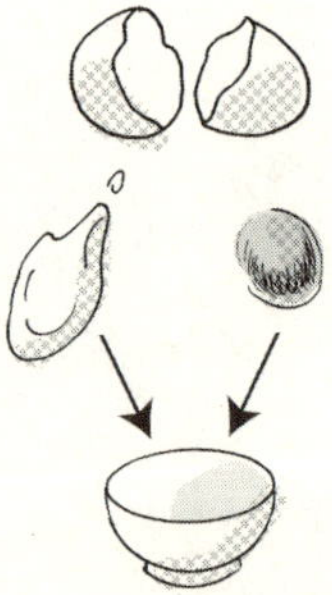

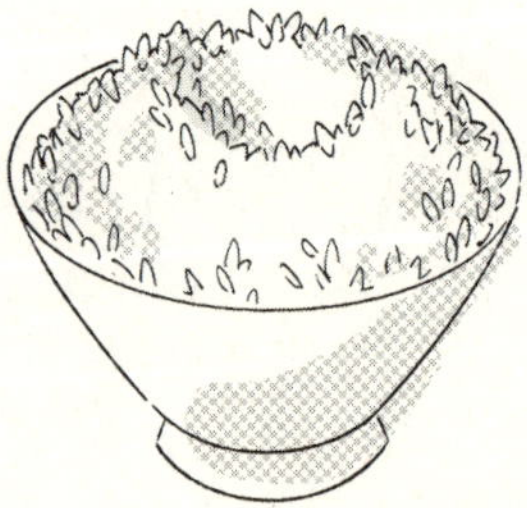

てのトマトのほうが何倍もおいしいこともあるのです。

私が子供の頃、卵は貴重だったので、一個の卵を父親がうやうやしくかき混ぜて、家族全員に分け与えたものです。その情景がなつかしく思い出されますが、いまの卵かけごはんは、卵のなかにごはん粒が浮いているではありませんか。そんなしつけをしてはいけません。

「完全栄養」でも食べすぎは禁物

なお、完全栄養である卵ですが、注意しなくてはならない点もあります。

なぜなら、生命の源になるものを他の動物にどんどん食べられてしまったら、その種は滅びてしまいます。そのため、卵のなかには、食べられまいとして毒が仕込んであるからです――それが痛風の原因となる「プリン体」です。

このプリン体は、他の動物に食べられると、消化・吸収されて尿酸という物質に分解されます。尿酸が結晶化すると尿酸結石になり、これが関節に沈着していくため、痛風発作と呼ばれる激痛を引き起こしてしまいます。

こうした痛風を避けるためには、あまり卵を摂りすぎないのが一番です。

ニワトリの卵なら一個に一プリン体ですから、痛風患者が食べても大丈夫です。しかし、魚の卵であるイクラなら一〇〇プリン体、数の子なら一〇〇〇プリン体、タラコならほんの少しつまむだけで、ものすごい量のプリン体を食べてしまうことになりますね。

多くの命を、一度にあまりたくさん食べすぎてはいけない理由が理解できたでしょう。

なお、同じアルコールであっても、ビールよりワインのほうがおすすめなのは、一つにはビールの原料に麦芽（ばくが）という命のもとが含まれているからです。

ビールを飲みすぎると痛風になりやすいといわれているのは、麦芽という生命の源を過剰摂取することにつながるからなのです。

ワインを含め、賢いアルコールの摂り方については、第六章で詳しくお話ししましょう。

牛乳も「完全栄養」の一つ

哺乳類（ほにゅうるい）の赤ちゃんは母乳だけで成長します。ということは、牛乳も完全栄養のひとつであることがわかります。

お釈迦（しゃか）さまも、六年間にわたる苦行（くぎょう）を続け、それだけでは悟りを開くことはできないと、付近の川に下り、スジャータの捧げた乳粥（ちちがゆ）で体力を回復しました。

そこで牛乳を使った料理を一つお教えしましょう。白菜を使ったとても簡単なクリーム煮で、奶油白菜（ナイユーパイツァイ）といいます。

ナイユーというのは中国語で牛乳です。パイツァイは白菜という意味。つまり白菜のクリーム煮なのですが、豆乳を使っても美味しく作れます。

レシピ ❸

白菜のクリーム煮（奶油白菜（ナイユーパイツアイ））

【材料】（1人分）

白菜（½個）

ホタテ缶（1缶）

＊なければ鶏（とり）ガラスープの素（もと）
（適量）

牛乳、塩、胡椒（こしょう）（各適量）

【作り方】

1　白菜をざく切りにして、厚手の鍋か大きめのフライパンに入れる

2　ホタテ缶を汁ごと入れる（なければ鶏ガラスープの素を50mlの水と一緒に入れる）

3　蓋をして、とろ火で20～30分、白菜が透き通ったら、塩、胡椒をして、牛乳を入れて一煮立ちさせてできあがり！

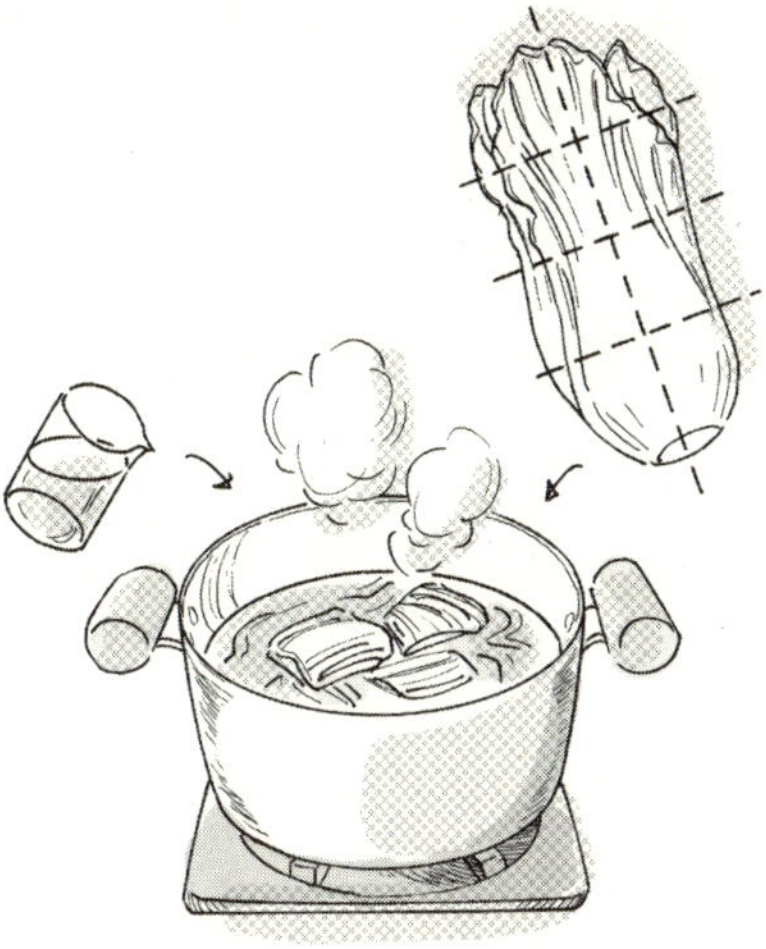

仕事などで自宅にこもらねばならないようなときは、これにちゃんぽんの麺を加えて、蓋をしてから蒸し煮にしてください。

ちゃんぽん麺にするのは、麺がのびにくいから。水をなるべく足さずに作るようにすると、白菜のうまみが濃縮され、驚くほど美味しく仕上がります。

サプリメントをすすめない理由

ここまで完全栄養の摂り方について様々な角度から見てきましたが、その対極にあるのがサプリメントであることはいうまでもないでしょう。

サプリメントこそ部分栄養の最たるもの。偏った栄養です。

食べ物から一つの栄養素を抽出して、たとえば「一粒でレモンの五〇〇倍のビタミンが含まれている」などと宣伝するわけですが、一日にレモンを五〇〇個も食べる必要はありません。

過剰に摂取した栄養素は尿として排泄されてしまいますし、それが水溶性ではなく脂溶性であれば、体内に蓄積し、中毒症状を起こしてしまいます。

もし完全栄養を摂らずに、サプリメントですべての欠落した栄養を補おうとしたら、何百種類飲んでも足りないでしょう。

しかも、サプリメントは効果を高めるために成分を濃縮しているので、濃縮した副作用も引き受けることになるでしょう。

完全栄養は、そのままの形で動き、あるいは泳いでいた、一個の生命体です。植物でいえば、それ単体で、土のなかで生き続けられるもの。または、地に蒔(ま)けば芽を出すものです。

生命ある私たちは、そういった一つの生命を丸ごといただくことで生き続けられているのです。こう考えれば、何が完全栄養かは容易に見分けられるでしょう。

食べたら寝るのが自然

ここまでお伝えしてきた食事の効果を最大限に引き出す、ビックリするくらい簡単な極意(ごくい)を紹介することにしましょう。

それは「食べたらすぐに寝る」ということ。

なぜなら、私たち地球上のあらゆる生物は、食事とセックスのあとは必ず眠くなるようにできています。

消化・吸収をするために副交感神経が優位になると眠くなるのです。夕食を摂った後に夜遅くまで仕事するくらいならば、さっさと寝て、早起きしてから仕事に取りかかったほうが、体の負担は少なく、はるかに効率が上がります。

寝はじめの時間である夜の一〇時頃から夜中の二時頃の四時間に「成長ホルモン」の分泌がさかんになります。

「寝る子は育つ」という言葉があるように、この時間帯に子供をしっかり寝かしつける習慣をつけると、身長が伸び、体が大きくなります。

また、成長が止まった大人の場合、身長はさすがに伸びませんが、その代わりに、おなかに貯まった内臓脂肪が燃焼し、体温を上昇させます。寝入りばなに寝汗をかくのは、成長ホルモンが出ている証拠です。

このとき同時に筋肉が成長します。これは「タンパク同化作用」といって、すべての動物に備わったものです。

冬眠する動物は、腹いっぱい食べてから冬眠に入ります。これは、エネルギー消費を最小限にするため。そして、蓄えた内臓脂肪を成長ホルモンが燃焼させて、体温の低下を防ぎます。と同時に、冬眠明けに他の動物に襲われた場合に対処できるよう、成長ホルモンによって、筋力の低下を防いでいるのです。

体に備わったこの素晴らしい働きを利用しない手はありません。

しかし、ゴールデンタイムに寝ないと、成長ホルモンの分泌が悪いため、脂肪が燃焼しない。つまり、食後の夜更(よふ)かしは美容上最悪ということです。

「食べてすぐ寝ると牛になる」といいますが、これこそ自然の摂理であり、体の求めている健康法です。昼食の後も、ほんの十数分でも時間を取ってうたた寝をすると、体がスッキリし、午後の仕事もはかどるはずです。

夕食に完全栄養を摂ったら、すぐに布団に入る。わざわざジムに行って体を鍛えなくてもいいのです。ただそうやって眠りにつくだけで、体は鍛えられ、ウエストも細くなっていきます。

そうです、私もそうやって若返ることができたのです。もちろん、こうしているいまも若さを保ち続けています。

世に数あるダイエット法、食事法に比べたら、はるかにシンプルな方法です。若返りたい人は、一念発起(いちねんほっき)して、ぜひ今日から実践するようにしてください。

この章のまとめ

●空腹とは、お腹がグーッと鳴った状態。
●このとき、若返りホルモンである「成長ホルモン」と、若返り遺伝子である「サーチュイン遺伝子」、長寿ホルモンである「アディポネクチン」が活性化して若返る。
●若返るためには、すべての栄養素が入った完全栄養が必要。そのためには、魚は「骨ごと、腹ごと、頭ごと」、野菜は「葉ごと、皮ごと、根っこごと」、穀物は「全粒で」食べる。
●夕食後、夜一〇時から夜中の二時まで寝れば、「成長ホルモン」が出て若返る。

第三章　肌を美しくする食事術

タバコで肌が老化する理由

「人を見かけで判断するな」といいますが、私たち医師は、「視診」といって、見かけで病気を判断します。肌の色には内臓の状態が、肌のハリにはホルモンの状態が、肌荒れにはストレスの程度が現れます。

肌は内面の健康の鏡といってもいいでしょう。

肌の老化の要因として何よりも問題となるのは「タバコ」です。

食事についてお話しするのがこの本のテーマなのに、いきなりタバコか、といぶかしく思う方もいるでしょうが、タバコと食生活は密接な関係があるのです。

タバコの煙は喉（のど）や気管の粘膜を傷つけ、その傷を治すために周囲の細胞がさかんに細胞分裂を行います。そして、この細胞分裂が限界に達したときに出現する、永遠に分裂する修復細胞がガンなのです。

しかし、タバコが食道や胃など消化器系のガンの原因になることは意外に知られていません。タバコは吸うもので食べるものではないのに、どうして消化器のガンになるのでしょうか？　それは、喫煙者の多くが、タバコを吸いながらコーヒーやお酒を飲んだり食事をしたりするからです。

つまり、喫煙しながらの食生活によって有害物質が消化管に流れ込み、ガンを引き起こすことになるのです。

こうしてタバコの有害物質は肺や消化管の粘膜から血管のなかに入り、血管の内側の内皮細胞を傷つけます。傷ついた血管にはカサブタができ、硬く変化します。これが「動脈硬化」です。

血液が流れにくくなれば、心筋梗塞や脳梗塞を起こすことになるでしょう。これを防ぐために、白血球が「エラスターゼ」という分解酵素を放出して、血管内のカサブタの弾力線維「エラスチン」を分解し、動脈硬化を予防しようとします。

しかし、いいことばかりではありません。なぜなら、肌にもこのエラスチンが含まれていて、それまで分解されてしまうからです。

動脈硬化から身を守ることと引き換えに肌の弾力を支えていたエラスチンまで失われ、シワやクマが増え、見た目にも老化が進んでいくことになるのです。

これを「スモーカーズフェース」といいます。

そこであわてて美容外科に駆け込んで、大金をはたいてコラーゲンやヒアルロン酸を注射してもらうわけですが、タバコをやめないかぎり、焼け石に水です。

禁煙がなかなかできないのは、タバコに含まれる「ニコチン」に依存性があるからです。ニコチンはモルヒネやコカインと同じ、「アルカロイド」という神経毒で、副交感神経を刺激します。

ですから、最初の一服は張りつめていた緊張をほぐすリラックス効果がありますが、喫煙を続けていくほどに、依存症に陥ってしまうのです。

肌が年老いたなと思う人は中毒症状がかなり進んでいるといえますから、自分の将来を考え、ぜひ禁煙してください。

砂糖はどのくらい毒か？

甘いものの摂りすぎは肥満の原因になりますが、甘いもの自体にも毒が含まれています。これを「糖毒性」といいます。

糖には血液中でタンパク質と結合しやすい性質があります。

この糖とタンパク質の結合反応が体内で起こると、ＡＧＥ（最終糖化産物）と呼ばれる分解されにくい物質が生まれ、体に蓄積します。特にコラーゲンというタンパク質に結合するとコラーゲンの弾力性が失われ、硬く変化します。血管壁のコラーゲンと結び付けば動脈硬化を起こします。

インスリンを分泌する膵臓（すいぞう）のβ細胞が破壊され糖尿病のリスクが高まるのも、糖尿病による失明や腎不全、あるいは足の壊疽（えそ）（腐ること）も、この糖毒性が原因です。

煮物の味つけに使う程度では、さほど問題はありませんが、お菓子やケーキを食べて眠気をもよおすようなときは、血糖値が一四〇くらいまで上がっているのですが、このときタバコを数本吸ったのと同程度のダメージを与えるともいわれていますから、甘い物がいかに怖いか理解できるのではないでしょうか？

とはいえ、いくら体に毒であるとわかっていても、甘いものの誘惑を断ち切るのは、そう簡単なことではありません。なぜかというと、糖は脳の報酬系に直接働きかけて、脳に多幸感を与える麻薬系の食べ物だからです。

脳は体全体の二パーセントの重量しかありませんが、二〇パーセントものエネルギーを消費しています。しかし、脳の入り口には、細菌や毒物が侵入して来ないように、「血液脳関門」という厳しい関所が設けられているため、どんな栄養素でも自由に通り抜けられるわけではありません。

そして、唯一通り抜けられる栄養素、それが糖なのです。

糖さえ摂れば脳はすぐに元気になれるわけですから、甘いものを食べると幸せな気分になれるのも当然ですよね？　要するに、脳がその幸せな気分を記憶するため、足りなくなったらまたすぐに糖が欲しくなる、つまり依存症になりやすいのです。

こうした甘いもの中毒から抜け出すにはどうしたらいいでしょうか？　――まずは糖の摂り方を注意する必要があるでしょう。

糖は、砂糖などの甘味料ばかりではなく、野菜や果物にも多く含まれていますが、これらの食材を摂っても、砂糖のように急激には血糖値が上がりません。

また、前章でお話ししたように、コメや麦などに含まれるでんぷんも糖の仲間ですが、玄米ごはん、全粒粉、ライ麦のパンのように、精製していないものを食べるようにすれば、血糖値の上昇はゆるやかになります。

絶対に糖を摂ってはいけないというのではなく、血糖値が急激に上がるような摂り方をしないようにすることが大事なのです。

アルコールで老化する肌

タバコ、甘いものと、肌の老化の原因について見てきましたが、もう一つ問題となってくるのがアルコールです。

ただアルコールの場合、老化がおよぶのは全身ではなく、主に顔に限定されます。

こうした顔に現れるアルコールの影響は「酒皶(しゅさ)」と呼ばれ、症状の程度によって次の三つの段階に分けられています。

第一度……顔がほてって赤ら顔になる
第二度……ニキビ顔になり皮脂の分泌が増える
第三度……鼻の頭がふくらんで瘤(こぶ)のようなものができる

度数が上がるにつれて症状は重くなっていきますが、アルコールを摂ることで、なぜ顔だけにこうした影響が現れるのでしょうか？

まず理解しておきたいのは、顔が赤くなるのは、これもまた霊長類の進化の証(あかし)にほかならないということです。

たとえば、動物どうしがエサをめぐって、あるいはメスをめぐって、敵対する場面を思い浮かべてください。いくら敵だからといって、いちいちボディコンタクトをしていたら、お互いが傷つき、生命の危機にもさらされます。こんな戦いを繰り返すうちに、やがてその種そのものが滅びてしまうことにもなりかねないでしょう。

そこで考え出されたのが、相手を威嚇(いかく)して撃退するという方法です。

相手を威嚇するために、本来、魚の鰓(えら)を開閉するためのものだった筋肉が顔全体を覆うようになり、表情筋となりました。目、口などの感覚器を閉じるのが輪筋（口輪筋や眼輪筋）、開くのが放射状筋です。こうした表情筋の動きの組み合わせによって、自分の感情が伝えやすくなったのです。

顔が赤くなるということも、表情の一つといえます。相手に自分の怒りや恥じらいを伝えるために、顔中の血管を拡張させることで、赤ら顔を作るのです。

こうした進化の結果、顔の血管だけは、様々な刺激によって拡張しやすくなりました。お酒を飲んだときに顔だけが赤くなるのも、それゆえです。

もちろん、お酒を飲むたびに血管がいちいち拡張することになるわけですから、体に良いことだとはいえません。血管の内皮細胞は確実に傷つきますから、飲んだ翌日は毛穴が開き、肌荒れがひどくなります。

アルコールが肌の老化の原因につながるのも、こうした顔の血管の拡張が大きく関係していることなのです。

甘いもの中毒には果物がおすすめ

肌を老化させる原因についてお話ししてきましたが、これらに共通することは「依存症」です。

脳は、タバコを吸ったり、美味しいものや甘いものを食べたり、お酒を飲んだりすると、ドーパミンという物質を出します。これによって快感にひたることができるのです。

しかも脳は貪欲(どんよく)なので、さらなる摂取を要求してきます。こうして脳のいいなりになると、体型が変化し、血管はむしばまれてゆきます。

脳の要求をはねのけて、酒、タバコ、甘いものを我慢すればよいのですが、我慢し続けるのはつらいことです。そこで私が提案するのは、別のもっと魅力的な、しかも若返り効果のある報酬を与えてあげるということ——。

まず、麻薬系の食べ物に対する食欲は、果物で解決しましょう。

通常、美味しいものには油と砂糖と塩、そして化学調味料が入っています。自然界では手に入りにくい、こうした素材を、脳は「麻薬」のように感じて、狂喜するのです。

これらをたまに摂るならいいのでしょうが、毎日常用していると、慣れが生じ、脳は快感を得られなくなります。すると、脳は増量を要求してきます。さらに濃くさらに刺激的な味を求めてくるのです。

市販の袋菓子を食べてみてください。ポテトチップスなどは、ジャガイモ本来の味がわからないほど調味料にまみれています。

また、贈答用の高級漬物も、人工甘味料のような甘みと化学調味料の味がします。こうした麻薬系の食べものから離脱するためには、よりパワーのある食べ物によるショック療法が必要です。それが本物の食材の味なのです。

たとえば、前著『50歳を超えても30代に見える生き方』でもお話ししましたが、果物は、種(しゅ)の繁栄のために、「食べられたい」とつねに思っています。わざと見つかりやすい色に変化して、甘い香りと味で動物を引きつけ、種(たね)ごと食べさせて、種を離れた土地に糞(ふん)と一緒に落とさせようとするのです。

つまり、果物の色、香り、味は、動物の脳を刺激して、快楽を感じさせるはずです。これには人工甘味料も化学調味料も太刀打(たちう)ちできないでしょう。

空腹のとき、すなわちお腹がグーッと鳴ったときは、何を食べても構いません。体が栄養を必要としているのですから。しかし、実際は空腹でないのに、脳の妄想でどうしても食欲を抑えられないときは、果物を食べてください。

それも皮ごと。そうすれば日頃、暴飲暴食で傷ついた体を修復してくれます。

たとえば、リンゴ皮ごと、ミカン皮ごと。皮には色つやを良くして、水分の蒸発を防ぐワックスがかかっていることがありますので、ぬるま湯で洗い流してから皮ごと食べるようにするといいでしょう。ただし、国産のものに限ります。

リンゴが皮ごとなら、ナシも皮ごと。スモモが皮ごとなら、モモも皮ごとです。モモの産毛（うぶげ）は、水洗いして布巾（ふきん）でキュッキュッと拭けば、簡単に取れます。キンカンが皮ごとなら、ミカンも皮ごとです。

だまされたと思って食べてみてください。最高に美味しいですよ。

しかも、ミカンの皮は「陳皮（ちんぴ）」という漢方薬ですから、当然のように体に良い。ただし種は、食べないか、丸のまま飲み込むこと。子孫を守るために、種のなかには、アミグダリンという成分が入っていますが、これは胃腸などで酵素によって分解され、シアン化合物（青酸）になります。これは毒ですので、嚙み砕いてはいけません。

トマトも赤い色をしていますので、果物の一種ともいえます。もぎたてのトマトを丸かじりしてみてください。いままでドレッシングをかけていた自分を恥ずかしく思うでしょう。

ただし、輸入物の果物は、害虫を駆除するために、「燻煙（くんえん）」という方法で農薬がかけられなくなるでしょう。

ていますので、皮は残しましょう。

こうして素晴らしい果物で舌が満足するようになれば、二度とジャンクな食材に手を出さなくなるでしょう。

夜更かし防止には「超早起き」を

肌の老化の原因としては、このほかにも夜更かしが挙げられます。

夜更かしばかりして、私がいう「睡眠のゴールデンタイム」（午後一〇時～午前二時）に起きているような毎日が続くと、若返りをうながす「成長ホルモン」がうまく分泌されなくなり、老化がどんどん進んでしまいます。

もちろん、こうした生活が肌に良いはずはありません。

そもそも夜更かしは、暴飲暴食、タバコ、カフェインへの依存の温床です。私たちの体は夜になれば眠くなるのが自然の日周リズム（サーカディアンリズム）ですから、じつはそういった「麻薬」に手を出さなければ、夜更かしなどできるものではないのです。

麻薬に手を出さないことが先決ではありますが、依存性が強い人は、まず生活習慣を変えることから始めてください。そう、なるべく夜更かしをやめるようにするのです。そのために一番おすすめしたい方法は、私自身も実践している「超早起き」です。

日の出とともに起きる、それは単なる早起きにすぎません。それに対して、超早起きとは、深夜に起きるというもの——。

といってもそれほど難しいことではありません。私は毎日夜の九時か一〇時には床につくようにしているので、夜中の三時には自然に目が覚めます。それから仕事が始まる朝九時までの六時間をプライベートタイムに充てているのです。

テレビの音も人声もなく、至福の時間です。

私はこの時間に本を書いたり、メールで乳ガン患者さんとの無料相談に応じたりしています。日中の仕事もハードにこなしていますが、これだけ時間があると、思索をしたり、読書をしたりする時間も十分に取れます。

しかも、こうした超早起きが習慣化してくると、夕食を食べ終え、お風呂から出たらもう眠くなりますから、夜更かし、夜遊びをしたいと思っても、睡眠欲に負けて、午後九～一〇時には布団に入ってしまうでしょう。

その結果、暴飲暴食やカフェイン中毒から解放され、しかも若返りの成長ホルモンをたっぷりと分泌させることができます。

あまり難しいことを考えず、ただ睡眠の時間帯を前倒しにする。これだけでも十分に肌は若返っていくのです。

油の摂り方で肌の若さが決まる

もう一つ、肌の若返りをうながす意外な食材についても紹介しましょう。

これまで私は野菜や果物の皮が肌にいいとお話ししてきましたが、それが事実なら、動物の皮もいいことになるのではないか？　──そう思った人がいるかもしれませんが、動物の皮には皮下脂肪が含まれています。

牛や豚の脂肪を室温に置くと、ラードのように固まります。同じように、動物のなかでは体温の低い人間の血管のなかでも固まって、動脈硬化を起こしてしまうのです。血液を汚してしまうわけですから、もちろん肌に良いわけがありません。

ところが魚は変温動物で、冷たい水のなかでも脂肪が固まることはありません。その脂肪は「不飽和脂肪酸」と呼ばれ、ＤＨＡ（ドコサヘキサエン酸）やＥＰＡ（エイコサペンタエン酸）の名前で知られています。

魚の皮を摂るということは「魚を丸ごと摂る」ということですから、イワシのように丸ごと食べられる小魚を常食するようにすれば、こうした固まらない脂をたっぷり補給することにもつながるでしょう。

ということは、日頃から魚を多めに摂るようにすれば、血液中の固まりやすい脂を排出し、動脈硬化を予防することにもなります。そして、肌の若返りもうながしてくれることになる。そう考えれば、肉より魚をたくさん摂りたくなりますね。

もちろん、魚だけでなく、室温で固まらない植物油も不飽和脂肪酸の仲間ですから、肌の若返りに効果が期待できます。

バターよりも植物油のほうが良いといえますが、手放しでおすすめできるわけではありません。以下のことには気をつけるべきでしょう。

1　トランス脂肪酸を含んだマーガリンは摂らない

2　熱を加えた油は酸化しやすいので、なるべく一回で使い切る

3　リノール酸はアレルギー体質の原因となる

なかでも1のトランス脂肪酸は要注意です。植物油に水素を添加し、人工的に固めることでマーガリンができますが、ここに多く含まれるトランス脂肪酸を摂りすぎると、心疾患のリスクが高くなるといわれています。室温で固まっているのですから、血管内でも固まりやすいですね。

天ぷらに使った油を何度も再使用すると、「酸敗（さんぱい）」といって、酸化して不快な臭いを生じます。これもアレルギーや炎症を引き起こし、お肌の大敵です。

酸化しやすいのは、オメガ3脂肪酸である、魚油、しそ油、えごま油。これらを高温で加熱することは避けましょう。

酸化しにくいのは、オメガ9脂肪酸である菜種油やオリーブ油です。

つまり、魚は揚げ物よりは蒸し焼きで食べる。揚げ物に使う油はオリーブ油か菜種油ということになります。

また、いままで健康に良いといわれていたリノール酸（オメガ6脂肪酸）は、うつやアレルギーの原因となることがわかっています。

動物性脂肪の摂りすぎも問題ですが、植物油にも注意が必要だということです。この点に留意して、上手に油を摂るようにするといいでしょう。

外面が美しい人は内面も健康

この章の最後に強調しておきたいのは、ここまでお伝えしてきた「肌を美しくする食事術」は、単に肌をキレイにすることにとどまらず、血液をキレイにし、メタボを改善することにもつながっていくものであるということ。

さらにいうならば、メタボが改善されていくわけですから、最終的には動脈硬化、そして心筋梗塞や脳梗塞の予防にもつながっていくでしょう。

ということは、外面の美しさを追求していけばいくほど、そのまま内面の健康レベルも高まり、元気になっていけるはずなのです。

それこそが、私の考える「若返り」の本当の意味にほかなりません。

逆にいえば、内面の健康レベルがいっこうに高まらない美肌・美顔のエクササイズ、食事法、サプリメントなどの摂取は、「時間とお金の無駄」としかいいようがありません。一時的に肌がキレイになったとしても持続はしないはずです。

体調がなかなか改善されないようなら、すぐにでも見直すべきでしょう。

なお、この章では肌の若返りをテーマにしてきましたが、よりスムーズに効果を体感したいという人は、これまでお伝えしてきた「食べすぎない」「空腹を感じる」という点も、ぜひ心がけるようにしてください。

本気で肌を若返らせたいと思うのであれば、とにかく食べる量を減らすこと——この点は何度強調しても、しすぎることはありません。

「腹六分目なんてとても無理だ」と思っている人が多いのかもしれませんが、実際にやってみれば、それほど大変なことではありません。

本書を参考に少しずつ実践していきながら、この章で取り上げた肌の老化の要因である夕バコ、甘いもの、アルコールから可能な限り遠ざかるようにして、野菜や果物の皮や魚を積極的に食べるようにする。そして夕食を食べたらすぐに寝て、ゴールデンタイムに睡眠をとるようにしましょう。

この章のまとめ

- 外面の若さの美しさは内面の健康の表れ。
- 肌にダメージを与えるものは、酒、タバコ、砂糖といった麻薬系のもの。
- 肌をキレイにしてくれるのは、空腹と睡眠、そして野菜や果物の皮。
- 油の摂り方にひと工夫。魚の脂は高温で調理しない。トランス脂肪酸はとらない。リノール酸はアレルギー肌のもと。

第四章　免疫力をつける食事術

サプリメントでガンは治らない

ガンの治療というと、①手術、②抗ガン剤治療、③放射線療法が三大療法として知られています。

私は乳ガンの専門医として、三大療法以外のサプリメントで患者さんを救うことはできないかと考え、友人のガン専門医たちとサプリメントに関するデータを三年間にわたって再検証しました。

対象となった代表的な抗ガンサプリメントを以下に列挙してみたいと思います。

【動物系】
プロポリス　ローヤルゼリー　キトサン　DHA　EPA
【キノコ系】
アガリクス　冬虫夏草（とうちゅうかそう）　霊芝（れいし）　メシマコブ　チャーガ
【植物系】
青汁（あおじる）　イチョウ葉エキス　大豆イソフラボン　フコイダン　紫イペ
【ビタミン・その他】
βカロテン　ビタミンC　乳酸菌

こうした結果は『抗がんサプリメントの効果と副作用徹底検証！』（三省堂）という一冊にまとめられていますが、残念ながら、その結果は愕然(がくぜん)とするものでした。「どのサプリメントにもハッキリした抗ガン作用が認められない」ことがわかったからです。

免疫力とガンの本当の関係

これが代替医療の現実ともいえます。

「いや、多少は効果があるのではないか」

「そこまでシビアにいうことはないのではないか？」

――そう思われた人がいるかもしれませんが、じつは根本にある「免疫力を高める」という発想がおかしいのです。

一般的には、免疫力を高めれば、ガンを防いだり治したりすることができると思われていますね？

しかし、免疫力が低下してガンにかかるというのは、エイズの際のカポジ肉腫(にくしゅ)くらいでしょう。

なぜなら、私たちがガンにかかる直接の原因は、免疫力の低下ではなく、生活習慣にあるからです。

免疫を高める必要はない

では、そもそも「免疫」とはどんな働きをいうのでしょうか？

免疫とは外敵の侵入を阻止するための警察や軍隊のようなものです。人の体を国にたとえて説明しましょう。

ある軍事国家では秘密警察がつねにパトロールをしており、少しでも怪しい侵入者を見つけたら有無をいわさず機関銃を発砲します。

それで治安が維持できればいいのですが、流れ弾が市民に当たることもあるでしょうし、住居が破壊されてしまうこともあるでしょう。たいして怪しくない外国人をスパイあつかいして捕らえたりもします。しまいには国民を敵あつかいして攻撃の矛先(ほこさき)を向けることもあります。これでは国家は疲弊(ひへい)してしまうでしょう。

これを人の体に戻して考えてみると、人体では白血球が血管内を常にパトロールしており、侵入者を見つけると白血球のなかの顆粒球(かりゅうきゅう)やマクロファージが直接取り抑えるか、サイトカインという毒を出して、侵入者を殺します。

しかし、サイトカインは自分の細胞や血管も傷つけます。時には花粉やそば粉などの無害な侵入者に対して抗体を作って攻撃すると、アレルギー反応を起こします。これが花粉症や喘息(ぜんそく)、アトピーです。

さらに自分の体を敵あつかいして攻撃するのが、自己免疫性疾患や膠原病です。こうなると、免疫力が高まることによって、体がボロボロになってしまいます。先ほどの例をふまえるならば、秘密警察や軍隊が白血球、外部からの怪しい不審者が菌やウイルスに当たりますね。

一般的には善玉と思われている免疫が、衛生環境の良くなった現代では、病気の四分の一の原因になっているのです。つまり、免疫力を上げないほうがいいのです。「警察」がヒマなほうが私たちの体は平和（＝健康）を保つことができるということ。

免疫過剰はなぜ起こるのか

もちろん、菌やウイルスから身を守る免疫の働きをすべて否定しているわけではありません。

たとえば、体内に摂取された食べ物は、本来ならば小腸で吸収され、最終的にエネルギーや体の材料に変換されますが、あまり「軍備」が過剰になってくると、こうした食べ物にも誤って攻撃が加わるようになります。

その結果引き起こされるのが、「食べ物アレルギー」です。アレルギーを起こす免疫物質ＩｇＥは、本来、寄生虫を退治するために作られました。しかし、いまの日本人の体には寄生虫がほとんどいません。そのため、ヒマを持て余したＩｇＥが、本来は体の栄養になるはずのソバ粉、卵、牛乳などを敵と見なすようになって、喘息や蕁麻疹が現れるのです。

現代人の多くが悩まされている花粉症やアトピー性皮膚炎も、こうした免疫過剰、つまり免疫力が高まることで発症するものなのです。

また、白血球が敵味方の区別がつかないまま自らの体を攻撃するようになったのが、リウマチ、バセドー氏病、I型糖尿病などの「自己免疫疾患」です。

こうした異常ともいえる免疫の暴走の背景には、いったい何があるのでしょうか?

私は、自然と触れ合う機会が減ってしまった現代人のライフスタイルが大きく関係していると考えています。

そのために、菌やウイルスに感染する機会も減って、免疫の矛先が自分の体に向いているのです。

いまさら自然と触れ合うといっても、そんな時間は作れない、良くないと思っていても、いまの都会暮らしを急にはやめられない――こうした日常を送っている人は、どのように体質改善していけばいいのでしょうか?

最も手っ取り早い方法、それは食事を見直すということです。シンプルですが、これが一番の改善法といえると思います。

そう、自分の体のなかの自然を取り戻すことから始めてほしいのです。

こうした食事を実践しつつ、この章で解説していく腸内環境を改善する食事を取り入れていくのが、免疫の働きを正常化させる助けになるでしょう。

生命力をアップする三つの習慣

また、免疫の働きを正常化するうえでもう一つ大事なことは、「あまり体を甘やかさない」ということ、それに尽きるといってもいいかもしれません。

地球上のあらゆる生物の歴史は飢えと寒さとの戦いでした。すなわち、外界の寒さにさらされ、体内は空腹な状態、そして他の生物と共生しているときこそが生命力の高まった状態なのです。この点をふまえれば、①体を温めて、②食べすぎて、③清潔にしすぎることが、自然から遠ざかる元凶（げんきょう）であることがわかりますね？

そこでまず、次の点を心がけてみてください。生命力がさらにアップし、少々のことでは体調を崩すこともなくなっていくはずです。

1　入浴時に肌を洗わない

2　水シャワーを浴びる

3　四季を通じて薄着の習慣をつける

1については、意外に思われるかもしれませんが、皆さんが入浴時にせっせと落としている垢は、じつは角質、皮脂、善玉菌から成る、皮膚の保護膜なのです。病原菌や紫外線などから身を守るために必要なものを、タオルなどを使って、なぜ一生懸命落とさないといけないのでしょうか？

皮膚のガードが薄くなってしまえば、その分、体内の免疫が活性化してしまいます。アレルギー性皮膚炎など、肌のトラブルも増加するでしょう。あまり神経質にならず、ここでも「ほどほど」を心がけてください。

2の水シャワーについて。「体を冷やすと風邪を引くのではないか」と、よくいわれますが、風邪はウイルスによって起きるもので、冷えとは無関係です。

むしろ、体を冷やすと体温調節中枢が働いて深部体温が上がるので、体がポカポカしてきます。冷え性に悩んでいる人などは一発で改善されてしまいますから、一念発起して、毎日の習慣にするといいでしょう。

その際のポイントは、最初はぬるま湯のシャワーから始めて、三段階で水温を下げていくということ。全身の水シャワーがどうしてもつらいという人は、ヒジから先とヒザから下のみに冷水をかける「プチ水シャワー」をするのもいいでしょう。

3の薄着についても、体を甘やかさないことが大事であるということです。「頭寒足熱」という言葉があるように、特に首のまわりはいつもオープンにし、寒い日でもシャツの前をはだけるくらいですごすのがおすすめです。

厚着をして、背中を丸めながら街を歩くのはやめにしましょう。そういうときこそ胸を張って、颯爽と歩くようにするのです。私自身、これは四季を通じて当たり前のように実践していることです。

冷やしたほうが体は温まり、元気になります。よくいわれている「免疫力を上げるために体を温める」必要など、どこにもありません。

昔の子供が元気だった理由

私が医学部を卒業した二四歳のとき、東京女子医科大学の形成外科に入局したのですが、じつはその最初の年に風疹にかかっています。しかも、その翌年には水疱瘡にもかかってしまいました……。

普通ならば小学校低学年くらいでかかっているはずの病気なのですが、私は「箱入り息子」だったこともあり、その歳になってようやく発症したのでしょう。

風疹も水疱瘡も感染症の一つであり、原因となるのはウイルス。一度かかれば免疫ができるため、再び発症することはありません。私は親に大事に育てられすぎて、菌やウイルスと触れ合う機会があまりなかったため、幼い頃に体験するはずの通過儀礼を受けずに大人になってしまったのです。

とはいえ、私も子供の頃（昭和三〇年代）は、いわゆる「青っ洟」を垂らしていましたし、まわりの子どもたちもほとんどがそうでした。

青っ洟の正体は、じつは仕事を終えた白血球の死骸(しがい)です。

鼻のなかに侵入してきた細菌が粘膜に炎症を起こさせると、たくさんの菌たちが集まるようになります。この菌たちを退治しようとして戦った白血球の残骸が、膿(うみ)、すなわち青っ洟になるのです。

要するに、青っ洟が出るということは、菌やウイルスと触れ合っていることを意味します。これは決して悪いことではありませんでした。

また、ギョウチュウ(寄生虫の一種)検査を行うと、当時は便のなかにギョウチュウの卵が見つかることも珍しくありませんでした。

このように、私が子供の頃は、自然がとても身近にあったわけです。時には重い病気にかかることもあったと思いますが、耐性ができていたため、いまの子供たちよりもずっと丈夫だったのでしょう。

当然、免疫が暴走するようなことはありませんでしたので、花粉症の人はほとんどいませんでした。

花粉症とタンパク質の関係

これに対して現代では、菌やウイルスなどの外敵を遠ざけようとばかりするため、青っ洟を出す子供はほとんど見かけなくなりました。

その結果、免疫を作る機会がどんどん減ってしまい、外部から侵入してきたタンパク質を外敵と勘違いして攻撃してしまうような事態が起きるようになりました。それがアレルギーを引き起こすのです。

たとえば、花粉症の原因となるスギ、ヒノキ、ブタクサなどの花粉は、動物の精子に当たるものですから、タンパク質でできています。また、そば粉は食べ物アレルギーを引き起こすアレルゲン（原因物質）の一つですが、こちらはグルテンというタンパク質を持っています。

こうしたタンパク質がたまたま鼻から体のなかへ入ってくると、抗体が作られます。

そうなると、これらのアレルゲンに接触するたびに同じ症状が出るため、長期間にわたって苦しめられることになります。花粉症でいえば、花粉が飛散する春先に、鼻水やくしゃみに悩まされている人も多いでしょう。

こうした反応を防ぐ手立てとして、通常は、マスクをしたり外出を避けたりします。なるべくアレルギーの原因となる花粉に触れないようにすることで防御しようとするのです。

あるいは食べ物アレルギーの場合、その食べ物を摂らないようにして対処するでしょう。

しかし、そうやって避けているかぎり、症状を根治させることはできませんね。そのため、最近では、従来とは百八十度異なる発想で、アレルゲンを体に取り入れようとする治療法が注目されるようになってきました。

それが「減感作療法」です。

花粉症はこうして治す

減感作療法の考え方は、アレルギーを治すには、アレルギーを引き起こす物質に体を慣らす必要があるというもの。体に入ってくるものは基本的にはすべて異物ですが、それをすべて排除するのではなく、あまり体に害を起こさないものであれば受け入れることも必要だということです。

こうした働きは「免疫寛容」といって、免疫が暴走せず「ほどほどに」働いているときの状態のことを指します。そうです、いくら花粉が飛散していようが、それを敵あつかいしなければ、アレルギーが引き起こされることはないわけです。

さあ、ここで問題。「鼻」「口」は同じ体の入り口ですが、働きがまったく異なります。どう異なるのでしょうか。

「鼻」は体に侵入しようとする「外敵」を排除しようとします。ですから、鼻から胡椒を吸い込むと、くしゃみがでますね。花粉やそば粉のようなタンパク質も、鼻から入ると、鼻の粘膜で外敵として認識され、抗体が産生されます。こうして次に鼻から入ってくると、抗体が働いて、アレルギー反応を引き起こすのです。

しかし、「口」はあらゆるものを「食物」として取り入れようとします。ですから胡椒も、口から摂ればおいしく取り入れることができるのです。

そこで、花粉の濃縮液を舌の裏の粘膜にたらすことで花粉に慣れさせ、免疫寛容が働くように誘導します。そうやって拒絶反応を和らげていくことで、徐々にアレルギー症状が起こらないようにするのです。

卵のアレルギーがある子供に対しても、少量の卵の粉末を与えて少しずつ慣れさせ、最終的には卵一つを丸ごと食べられるように指導する方法も試みられています。

こうした新しいアレルギー治療も、キーワードになるのは「体をむやみに甘やかさない」ということです。

甘やかしているかぎり、免疫寛容はいつまで経っても働いてくれません。昔の人たちの生活のエッセンスを学び、うまく取り入れていくことで、手ごわいアレルギー症状も克服していけるはずなのです。

アレルギーに悩んでいる人は、専門のアレルギー外来で、こうした減感作療法を試してみるのもいいかもしれません。

生きた菌は腸に届かない

こうした点をふまえれば、免疫力を高めるといわれている食べ物についても、見え方が変わってくるのではないでしょうか。

たとえば、皆さんは「ヨーグルトを食べると免疫力が高まる」と信じているようですが、乳酸菌を摂ることによって、菌に対して免疫寛容を作っているとは考えられませんか？　というのも、食べたヨーグルト中の乳酸菌が腸に生着することはないからです。

胃腸のなかで食べ物が吸収されるのは、小腸の部分だけです。

胃の役割は、①食べ物を小腸に流すまでの貯蔵庫となる、②消化しやすくするために酸とペプシンでドロドロにする、③雑菌が繁殖しないように殺菌する……以上の三点です。

口でよく噛まれた食べ物は、口のなかの常在菌と一緒に胃に運ばれます。胃のなかは体温と同じ三七度に保たれているので、細菌が繁殖しやすい。そこで強い酸を出して殺菌しているのです。ここで乳酸菌も死滅します。

もちろん製薬会社は、口から入って腸まで届く善玉菌を開発しようとしています。そのために、酸に強い菌を作ろうとしています。

しかし、もし菌が胃の酸で死なずに腸に到達しても、すでに腸に棲んでいる善玉菌を押しのけることはできません。

乳酸菌が腸で生着するなら、一回ヨーグルトを食べればすむはずです。しかしメーカーは、毎日食べることをすすめます。これすなわち、腸で生着できないという証拠です。

では、ヨーグルトはどのように腸内環境を改善するのでしょうか。

じつは、殺されてしまった細菌の代謝物、つまり、死骸のかけらが小腸の粘膜を刺激するのです。

小腸は、食べ物に含まれる栄養素を吸収する入り口であり、口から摂取したものを貪欲に取り込んで栄養にするわけですが、もし、そこに何のバリアもなければ、一緒に侵入してきた菌やウイルスなどの外敵を防ぐことができません。

そのため小腸には、パイエル板と呼ばれるリンパ組織があり、栄養素をどんどんと吸収する一方で、外敵や毒物などはここで捕らえて侵入を防ぐというふうに、防御態勢も整えているのです。

消化管の途中で分解された菌の死骸には、じつはこの小腸のパイエル板を刺激する働きがあることがわかっています。

パイエル板が刺激されることで免疫機能が活性化し、大腸のなかで繁殖している悪玉菌の働きも抑えるとともに、乳酸菌に対しては免疫寛容になり、腸内で発育しやすくなるのです。つまり、腸内環境に影響を与えるのは、生きた菌などではなく、菌の死骸であるというのが本当なのです。

ヨーグルトより漬物を

他にもヨーグルトを食べる際に注意しなければならない点が一つあります――それは脂肪

分が多いということ。体に良いからと毎日たっぷり食べていると脂肪過多になり、高脂血症のリスクが高まりかねません。

ヨーグルトが好きで、毎日食べたいというのなら、低脂肪のタイプを選ぶべきですが、私としては、わざわざヨーグルトを食べなくても、わが国独自の乳酸菌を摂れば、腸内環境も改善していけると思っています。

なぜなら、日本は世界でも有数の乳酸菌大国であるからです――。ヨーグルトなどが食べられるようになる前から、日本には、乳酸菌を使った発酵食品は山のようにありました。その代表が漬物です。

日本人はごはんと一緒に漬物を食べることで、毎食、乳酸菌を取り入れていました。チョコレートやクッキーのような糖や脂肪の多いものをおやつに摂らないで、日本古来の漬物を「お茶うけ」として食べる機会を増やしましょう。

それも、できれば市販のものは避けて、自分で漬けましょう。おみやげにもらった漬物に気味の悪い甘さを感じたことはありませんか？　市販のものには、うまみを増すために、化学調味料や人工甘味料が入っているからです。

最近はファスナーつきの密閉袋に入った糠床(ぬかどこ)を売っていますので、自宅や会社の給湯室でも手軽に作ることができます。

こうした漬物が食卓にのるようになると、日頃の野菜不足が解消されやすくなるほか、糖分や脂肪分の摂取を控えることができます。

塩分が気になる人でも量が調整ができるので、高いお金を出して市販のものを買うよりもはるかにヘルシーでしょう。少し多めに作って保存しておけば、発酵作用が高まって、うまみも栄養価もさらにアップするはずです。

「瞬間漬け」三つのレシピ

「漬物は作るのが面倒」と思って敬遠している人が多いかもしれませんが、浅漬けであれば、身近な食材にほんのひと手間かけるだけで簡単に作ることができます。なかでもおすすめしたいのが、「カブの瞬間漬け」です。

カブを買ってきたら葉の部分を柄のように持って、そのままスライサーで千枚漬けのようにスライスにしてください。

葉の部分は粗く刻みます。根本の部分は砂が入っていますから、よく洗い落として味噌汁の具にしましょう。こうしてカットした根と葉の部分をファスナーつきの密閉袋に入れて、そこに塩昆布を加えて、よくもみます。

調理はたったこれだけ。あとは冷蔵庫のなかで三〇分ほど冷やせば完成です。短時間での発酵は無理ですが、一日おけば発酵します。ダイコン、白菜、セロリも、同じ要領で瞬間漬けにできるでしょう。

また、こうした瞬間漬けに比べると少し手が込んでいますが、意外なほど簡単に作ることができるのが「白菜のキムチ」です。

まず白菜を四つに割り、一枚一枚めくりながら、あら塩を振っていきます。

それを一日寝かせておいて、水が出てきたら洗い流し、よく絞ります。その後、ニンジンの葉と細切りにしたナシ、リンゴ、ニラ、赤唐辛子、アミの塩辛を混ぜ合わせ、それを白菜の葉の間に一つ一つ詰めていきます。

下準備はこれで完了。あとは容器に入れて四〜五日置くと発酵が進み、とても美味しいキムチができあがります。

材料をそろえるのに若干手間がかかりますが、後の手順はさほど難しくありません。

市販のキムチを食べるのもいいですが、手作りの味は格別。冷蔵庫に常備しておけば、腸内環境を整える大きな力になるはずです。

また、キムチと同じ韓国料理のなかでおすすめしたいのは、五分で作れる超簡単なヘルシー料理、キュウリのナムルでしょう。

まず、キュウリの両端を落として、落としたヘタを使って切り口にあら塩をすり込みます。ヘタで断面をこすると粘(ねば)ついたシュウ酸の液が出てくるので、それを水で洗い落としてから、四等分にカットします。

このカットしたキュウリに、味をしみ込みやすくするため、包丁の腹で上から体重をかけ

レシピ 4
カブの瞬間漬け

【材料】（２人分）

カブ（1～2個）
塩昆布または昆布の佃煮（適量）

【メモ】

カブの代わりに、ダイコン、白菜、セロリなどでも美味しく作れます

【作り方】

1　カブの葉を手に持って、根の部分をスライサーで千枚漬けのようにカットしていく

2　葉は粗くきざむ

3　密閉できるポリ袋に１、２を入れ、塩昆布を加え、袋の上からよくもんで、冷蔵庫で30分ほど冷やせばできあがり！

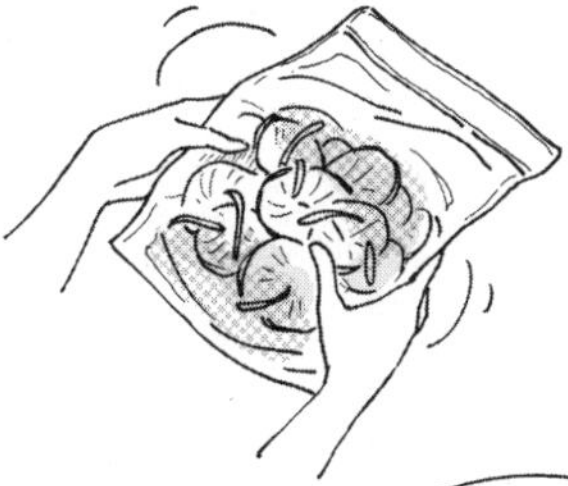

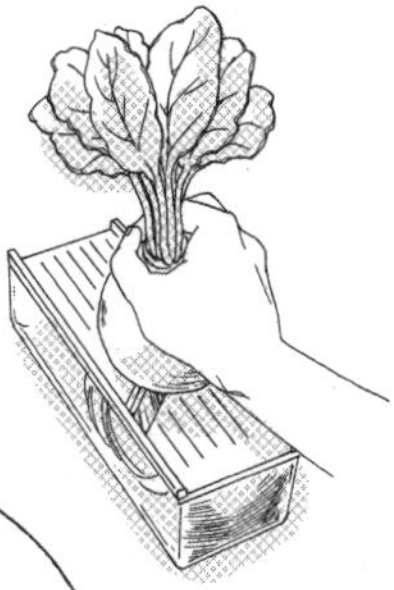

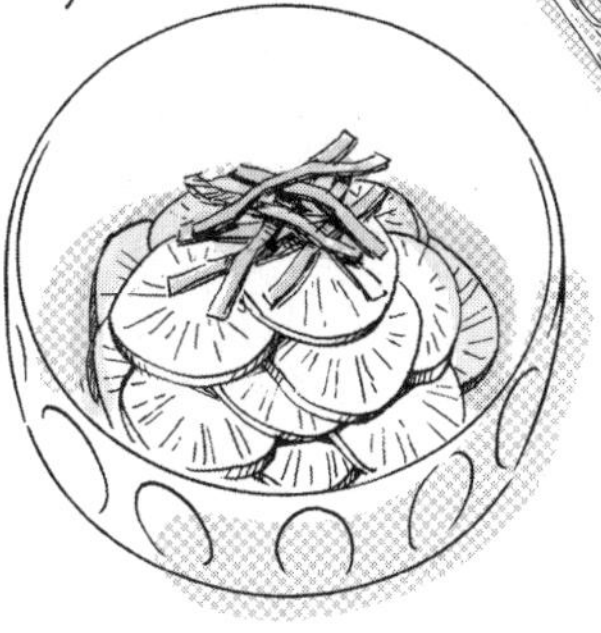

レシピ ❺

白菜のキムチ

【材料】（２人分）

白菜（１個）

ニラ（１本）

アミ塩辛、ナシ、赤唐辛子、塩（各適量）

【作り方】

1　白菜は４等分して、塩をよくもみこむ

2　１日寝かせてから、塩を水で洗い流して、よく絞る

3　ザク切りにしたニラ、アミ塩辛、ナシ、赤唐辛子をよく混ぜてから、白菜の葉の間に詰めていく

4　容器に入れれば準備完了——４～５日で美味しいキムチができあがります

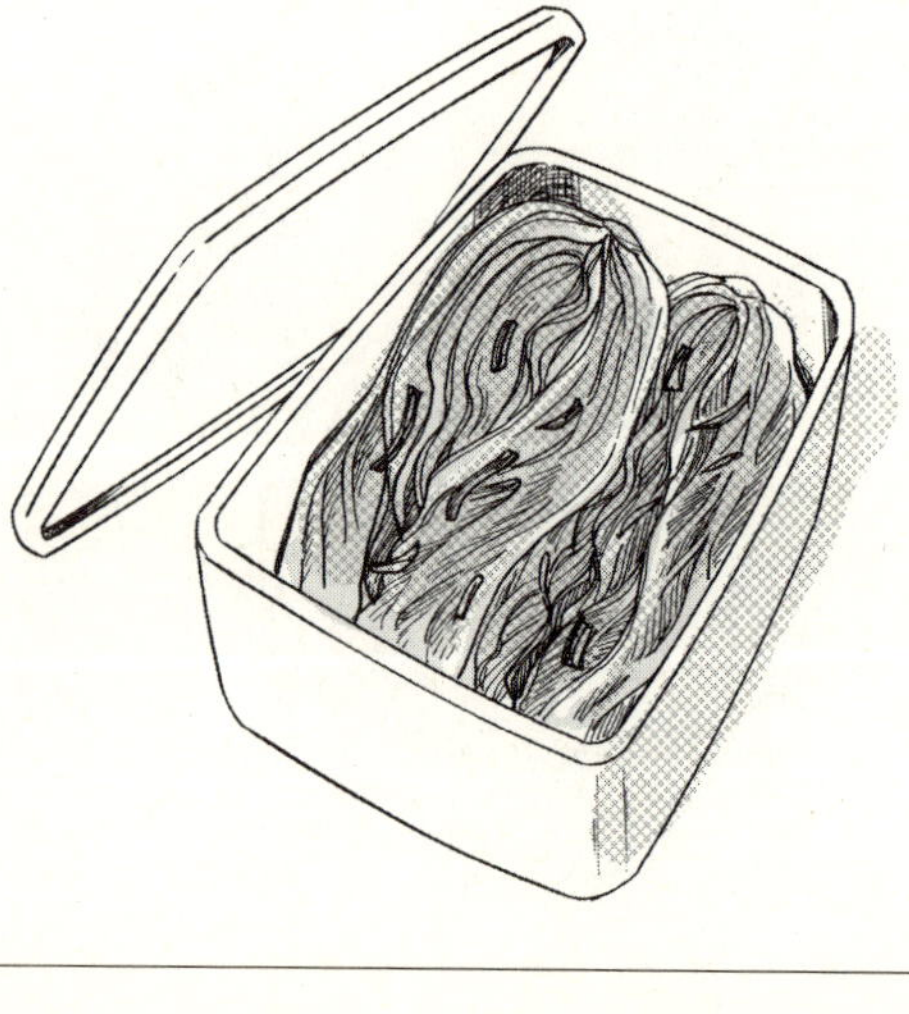

レシピ❻

キュウリのナムル

【材料】（２人分）

キュウリ（１本）

塩、胡椒、ゴマ油、おろしニンニク、白ゴマ（各適量）

【作り方】

1　キュウリの両端をカットし、ヘタを使い両端に塩をすり込んで、アクを取る

2　４等分してから、包丁の腹でつぶす

3　容器に移してから塩、胡椒、ゴマ油、おろしニンニクで和えて、白ゴマを振ればできあがり！

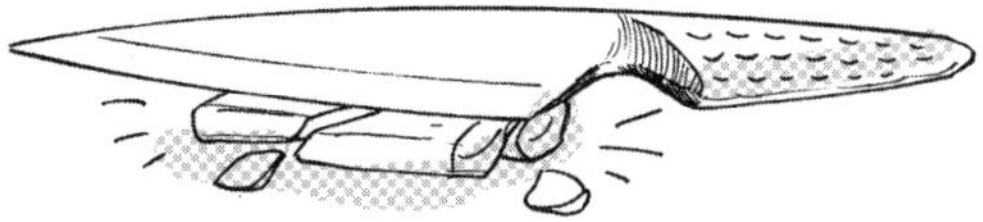

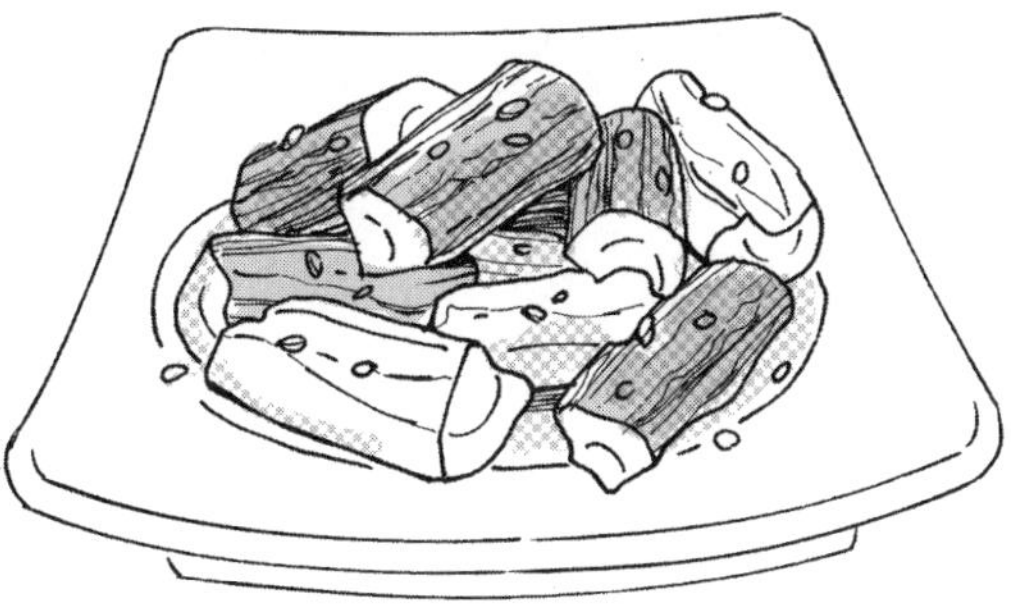

て潰していき、容器に移してから、おろしニンニク、ゴマ油、塩、胡椒を加えて和(あ)えます。これに白ゴマを振りかければできあがりです。

それぞれレシピを紹介していますので、ぜひ試してみてください。

日本生まれの発酵食品を

ここで参考までに、日本で生まれた発酵食品をざっと挙げてみることにしましょう。


【納豆】

大豆を原料とした発酵食品。蒸(む)した大豆に納豆菌を添加して作られている。発酵によって特有の粘りが出る糸引き納豆がその代表。


【味噌】

大豆に麹(こうじ)(コメ・麦・豆)と食塩を混ぜ入れた発酵調味料。調味料であることに加え、貴重なタンパク源として日本各地で作られてきた。


【醤油】

大豆、小麦、塩の原料を、麹菌、乳酸菌、酵母によって発酵させた、味噌と並ぶ日本の代表的な発酵調味料。東南アジアでは魚を原料にした魚醤（ぎょしょう）が有名。

【酢】
酢酸菌を用いて発酵させて作ったもので、原料によって穀物酢、果実酢に分けられる。日本では、コメを麹にして、それから酢を作った米酢が主流。

【麹】
コメ、麦、大豆などの穀物からとれる糠に、コウジカビなどを繁殖させたもの。日本酒、味噌、酢、漬物、醤油などの製造に用いる。最近では、麹を塩で発酵させた塩麹が人気。

【酒粕（さけかす）】
蒸しゴメ、麹、酵母から作ったもろみを圧搾（あっさく）し、日本酒を製造した後に残る固形物のこと。栄養豊富なため、甘酒、粕汁、粕漬けなどに利用されてきた。

皆さんは発酵食品というと買うものだと思っていたかもしれませんが、こうした調味料を常備しておくと、家庭でも様々なバリエーションの発酵食品が楽しめます。

先ほどもお伝えしたように、浅漬けくらいならば、冷蔵庫に眠っている野菜をカットする程度の手間しかかかりません。

市販のものを買ってももちろん構いませんが、その場合は、保存料や着色料などの添加物を過剰に使っているものは避けるようにすること。原材料をチェックして、表示がシンプルなものを選ぶようにしてください。

もちろん、納豆ならば、よくかき混ぜてネギとカラシを加えるだけで美味しく食べられます。また、味噌汁を毎日摂るということも、腸内環境を整える大事な習慣です。ヨーグルトよりも味噌汁を食べる機会を増やしたほうがいいでしょう。

こうした発酵食品が食卓に増えてくると、野菜を食べる機会が増えることも手伝って、次第に腸内環境が安定してきます。

それこそが「免疫力をつける食事術」の基本となるもの。テレビや雑誌の情報にあまり惑わされず、この基本を大事にしていきましょう。

この章のまとめ

- ●ガンに効くサプリメントは存在しない。
- ●免疫力を高めすぎると、アレルギーや自己免疫疾患を起こす。
- ●他の生物との共生が免疫の暴走を防ぐ。
- ●アレルゲンを口から摂ることによって「免疫寛容」が得られる。
- ●乳酸菌は腸に生着しないが、腸のリンパ系（免疫）を刺激する。

第五章　ガンを予防する食事術

ガンの本質は「修復細胞」

前章で免疫の働きについてお話ししてきましたが、一般的に善玉として語られている免疫に悪玉としての側面があることに驚かれた人も多いでしょう。

この章では、悪玉の代表と考えられている「ガン」についてお話ししましょう。もとはといえばガンも、私たちの体を構成していた細胞であったわけです。それがなぜガンに変異してしまうのか？

その問いに対して、医師はまともに答えてきませんでした。そのことがガンに対する恐怖心をあおり、ガン治療に対する不信感を生んできたのです。

そこで、前著『50歳を超えても30代に見える生き方』では、私独自のテロメア理論によって、なぜガンになるのか、どうすれば治るのかについてお話ししました。

なぜガンになるのか――簡単にいえば、暴飲暴食ばかりしていたら、消化管の粘膜が傷つくことになりますね？　同様に、タバコを吸っていれば気管の粘膜が傷つくでしょう。

傷ついた粘膜は、周囲の細胞が細胞分裂して数を増やすことで傷口をふさごうとします。こうした状況が年中繰り返されると、通常は細胞分裂の限界に達してしまいます。このとき傷口を修復しようと、永遠に分裂を続ける細胞が生まれるのです。

お気づきかもしれませんが、これがガン細胞です。ガン細胞は本来、傷ついた粘膜を何とかふさごうとする「修復細胞」であったのです。

なぜ修復細胞が私たちの命を奪うのかについては、ここでは省略します。前著『50歳を超えても30代に見える生き方』をお読みください。

増えているガンの原因は

まず、118ページのガンの部位ごとの罹患者の割合を年次ごとに表したグラフをご覧になってください。同じガンであっても、増えているガン、減っているガン、横ばいのガンと、部位ごとに明らかな傾向があることがわかると思います。

このうち増えているガンの代表が大腸ガン、女性の乳ガン、子宮体ガン、卵巣ガン、そして男性の前立腺ガン。逆に減少傾向のガンの代表としては、胃ガン、肝臓ガン、女性の子宮頸ガン。一方、罹患率が横ばいのガンとしては、肺ガンが挙げられます。

こうした傾向はなぜ表れるのか？　ただ漠然とながめているだけでは、このグラフが訴えているメッセージからは、何も見えてきません。

増えているガンの背景にあるのは食生活です。具体的にいえば、ガンを引き起こしている食事とは、肉類や乳製品を中心とした欧米型の食事のことを指します。

こうした食事が肥満やメタボの原因になるという点についてはすでにお話ししましたが、それだけではありません。厄介なことに、大腸ガン、乳ガン、前立腺ガンなどのガンを増加

図表1　部位ごとのガン患者の推移

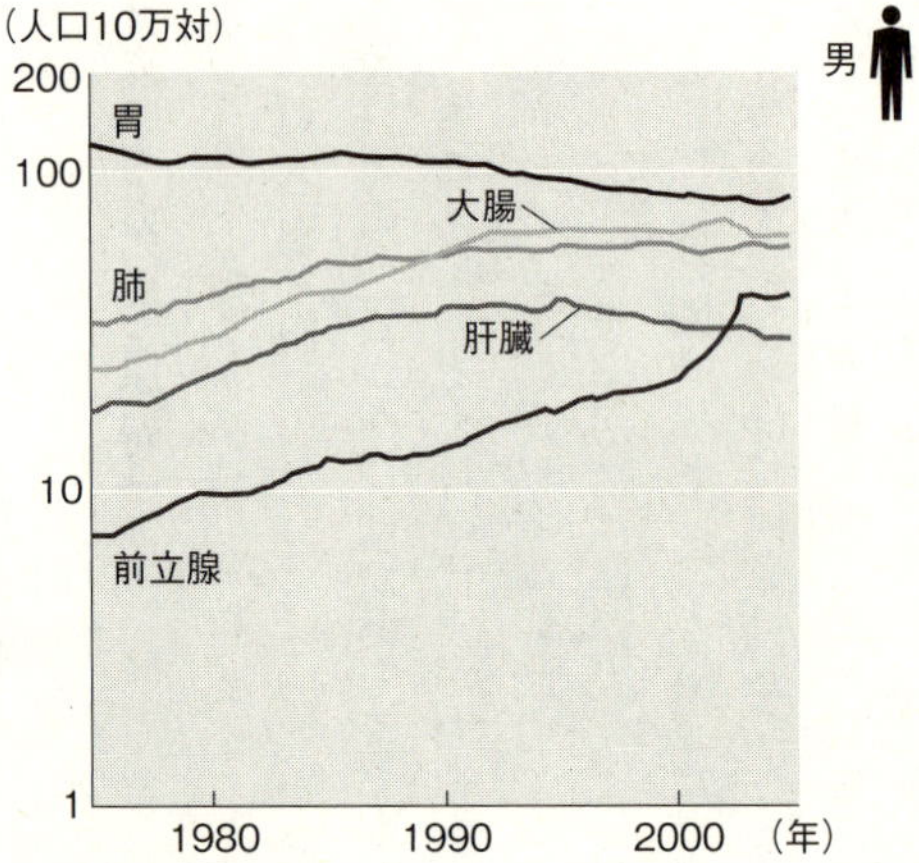

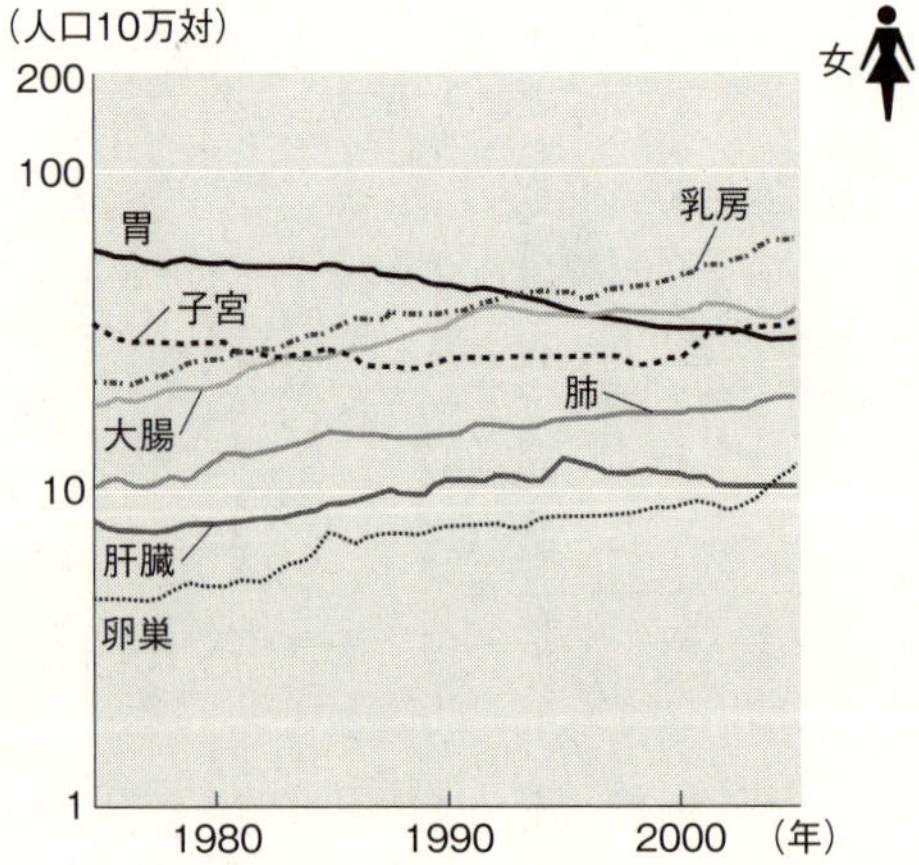

男女とも1975～2005年のデータをもとに作成。女性の「子宮」は子宮頸ガン、子宮体ガンなどの総称。　　資料：国立がん研究センターがん対策情報センター

させてきた要因にもなっているのです。

その理由として考えられるのが、前述した粘膜の傷です。まず、消化管の中心である腸の粘膜に目を向けてみましょう。

肉類や乳製品ばかり口にしていると、多量に含まれる脂肪を消化するために、肝臓から「胆汁酸」と呼ばれる消化液を分泌しなければなりません。

この胆汁酸自体は消化に必要なものですが、肉類は食物繊維がないこともあり、常食していると、腸内で悪玉菌が増加する傾向があります。じつは、この悪玉菌が胆汁酸を分解することで、毒性の強い「二次胆汁酸」に変化するのです。

この二次胆汁酸が腸の粘膜を刺激し、傷つける元凶といえます。

戦後になり、男女ともに大腸ガンが増加するようになったのは、こうした「腸を汚す食事」が原因になっているといえるのです。

肉が腸を腐敗させる

もともと日本人は発酵食品を多く取り入れ、野菜をたっぷり摂ることで腸内環境を整えてきました。もちろん、それは私がおすすめしている完全栄養（＝小魚や野菜を丸ごと食べる）とも大いに重なり合うものです。

そうやって、ずっと維持してきた腸の健康を急速に悪化させたのが、戦後に広まった欧米型の食事、もう少し具体的にいうならば、いまや当たり前になってしまった肉食であるといえます。

肉を食べることが、なぜ腸内環境に悪い影響を与えてしまうのか？

それは、悪玉菌（大腸菌やウェルシュ菌）を繁殖させてしまうからです。こうした悪玉菌は、大腸の内部で食べ物を腐敗させ、便の悪臭の原因にもなります。

また、悪臭の原因となるアンモニアを、ニトロソアミンという発ガン物質に変えてしまいます。

逆にいえば、野菜や果物をしっかり摂っていれば、便が臭くなることはありません。

実際、草食動物の便はまったく臭くありません。しかも、食物繊維をたっぷり摂っていますから、排泄もスムーズで、一食ごとに便通があるといわれています。

小魚と大豆を含む完全栄養を心がけていけば、肉類を食べないからといって栄養が偏ったり、タンパク質の摂取量が減ってしまったりすることはありません。そもそも、肉食は内臓脂肪のもとになるコレステロールの過剰摂取にもつながるわけですから、摂りすぎに注意したほうがいいことは間違いありません。

成長期のお子さん、妊娠している方、お年寄りなど、タンパク質をしっかり摂る必要がある人以外は、肉食を週に一～二回にしてはいかがでしょう。

コレステロールが増やす乳ガン

肉類や乳製品を摂りすぎると、もう一つの弊害として、体内のコレステロール量の増加という問題が引き起こされます。

このコレステロールも、なかなか取り扱いの厄介な存在です。

じつは、コレステロールがなければ、細胞を覆っている膜（＝細胞膜）を作ることができません。私たちの体は五〇兆あまりの細胞からできていますが、その細胞そのものがうまく作られなくなってしまうのです。

しかし、コレステロールは体内で生産できるので、必須栄養素ではありません。肉をほとんど摂っていない草食動物があんなに大きな体を維持できているのも、コレステロールを体内で作り出せているため。無理に肉や乳製品から摂取することはないわけです。

ともあれ、肉や乳製品をたくさん摂っていると、体が必要としている以上のコレステロールを蓄積してしまいかねません。

問題となるのは、こうしたコレステロールが、細胞膜のほかに性ホルモンを作る原料になっているという点です。つまり、肉や乳製品を摂れば摂るほど、性ホルモンが増えていくことになりますね。

睾丸や卵巣からすでに分泌されている性ホルモンの量は常に脳によってコントロールされていますので、腹が減っても性欲はありますし、肉を食べてもさほど精力は高まりません。

しかし、これとは別に、非常用の「闘争（逃走）ホルモン」というものがあります。副腎で作られるアンドロゲンです。

このホルモンは男性ホルモンですが、通常の性ホルモンが減少したときやストレスが加えられたときに分泌されます。年をとって性ホルモンがあまり作られなくなると、脳から分泌をするよう命令が出るのですが、このとき肉や乳製品を摂ると、副腎からアンドロゲンがたくさん出るのです。

過剰な性ホルモンはガンを誘発します。

今日、ガンの発症リスクが高まっている状況にありながら、性ホルモンの原料となるコレステロールをせっせと補給しているわけです。性ホルモンによって発育する乳房や子宮体部、卵巣や前立腺のガンが年々増加を続けているのも、決して不思議な話ではありません。

実際、日本人よりも肉類や乳製品を五倍も摂っている欧米においては、乳ガンや前立腺ガンの発症率も五倍になっています。摂取量が一〇倍になれば、おそらく発症率も一〇倍になるでしょう。それくらい食事と密接な関わりがあるといわれているのです。

ガンを予防するうえで食事の改善がいかに大事か、こうした事実を知るだけでも理解できるのではないでしょうか。

タバコは大腸ガンの原因にも

増えているガンと食事の関係について見てきましたが、横ばいのガンの代表である肺ガンについては、タバコが主な原因になります。ただし、食事も少なからず関係してきますので、この点をからめながら、タバコとガンの関係について考えてみることにしましょう。

タバコが肌の老化に関与していることは第三章で詳しくお話ししましたが、それ以上に怖いのが、肺ガンの発症リスクを高めるという点です。

喫煙が肺ガンにつながるのは、タバコに含まれる様々な有害物質によって気管の粘膜が傷ついてしまうためで、これを修復しようとする周辺の細胞が分裂を繰り返すことで、ガン化していくと考えられています。

ですから、喫煙者にはタバコの煙を直に浴びる気管支のガン（扁平上皮ガンや小細胞ガン）が多く、非喫煙者には末梢の腺ガンが多いのです。

こうした因果関係が見られることから、咽頭ガンの九〇パーセントと肺ガンの七五パーセントはタバコが原因であるといわれていますが、じつはそれだけでなく、喫煙を続けていくことによって、食道ガン、胃ガン、大腸ガンも引き起こされることがわかっています。

タバコで肺や喉のガンになるのはわかるとしても、食道ガン、胃ガン、大腸ガンのように、どうして消化器のガンまで発症するのでしょうか？

「タバコの煙を食べているからでもないだろうに」と不思議に思われるかもしれませんが、じつはここに関わってくるのが、第三章でも取り上げた食事なのです。

なぜなら、喫煙する人は、タバコを吸いながらお茶やコーヒーを一緒に摂ることが少なくありません。また、居酒屋などでお酒を飲み、つまみを口にしながら、喫煙を続けている光景もよく見られるでしょう。

要するに、飲食しながらタバコを吸っているわけです。

そうした行為を日常的に繰り返していたら、口のなかの粘膜についたタバコの有害物質が、そのまま消化器の粘膜のなかに入り込んでいくことになるでしょう。その結果、消化管系のガンが増えてしまうことになるのです。

口からはるか遠くにある大腸の発ガンリスクまでも高まってしまうわけですから、その影響がいかに大きいかがわかるはず。こうした人は、お尻の穴までタールで汚染されているといってもいいかもしれません。

社会的な啓蒙(けいもう)が進んでいるため、喫煙者の数自体は、この先もどんどんと減っていくだろうと思いますが、喫煙者の生活習慣にもう少し目を向けることができれば、肺ガンだけでなく、消化器系のガンの罹患率も減少していくはずです。

タバコの怖いところは、禁煙したとしても、その後一〇年ほど体への悪影響が残るということです。つまり、ただやめればガンが防げるのではなく、その後の生活習慣もとても大事になってくるのです。

食べすぎ、飲みすぎなど、胃腸や血管の粘膜を傷つけるような暴飲暴食を控えたほうがいいことは、いうまでもありません。その意味では、喫煙と食事はきわめて密接に関わり合っているといえるのです。

ガンを予防する五つのルール

では、逆にガンを予防する食事とはどんなものなのか？　――欧米型の食事に問題があるわけですから、その対極にあるものがいいことはわかりますね。

お気づきかもしれませんが、それは「和食」にほかなりません。

和食＝ナグモ式食事術と言い換えてもいいかと思いますが、これまでの復習も兼ねて、その要点を挙げてみることにしましょう。

1　一日三回「一汁一菜」にする
2　「一日一食」お腹がグーッと鳴ったら食べる
3　夕食を食べたらすぐ寝る
4　肉や乳製品よりも小魚や野菜を食べる
5　野菜や果物は皮ごと食べる

1の「一汁一菜」はナグモ式食事術の基本中の基本でもあります。

一日三食摂りながらも腹六分目を実現すれば、寿命は一・五倍に延びます。

2の「一日一食」は、いわずと知れた「空腹が人を健康にする理論」です。お腹がグーッと鳴ると成長ホルモンが分泌され、粘膜の傷に発生したガンの芽を取り除いてくれます。また、もう一回鳴るとサーチュイン遺伝子がオンになり、ガン化する細胞の遺伝子の異常を修復してくれます。

3の「食べたらすぐ寝る」は、ノンレム睡眠の深い眠りを誘い、成長ホルモンによる粘膜の修復をうながしてくれます。

4の「肉や乳製品よりも小魚や野菜を食べる」は、血中のコレステロールを減らし、性ホルモン依存による乳ガン、前立腺ガン、子宮体ガンの発生を少なくします。また、大腸の悪玉菌の繁殖を抑え、大腸ガンの予防になります。

5の「野菜や果物の皮」に含まれるポリフェノールには、抗酸化作用と創傷治癒効果があり、ガンの発生しやすい粘膜の傷を修復します。また抗菌作用によって、胃ガンのピロリ菌、肝ガンの肝炎ウイルス、子宮頸ガンのパピローマウイルスの繁殖を抑えます。

大事なのはまず始めてみることです。この五つのポイントを目安にして、できるところから少しずつトライしていったらどうでしょうか?

食事の基本を和食に切り替えていけば、体はますます若返り、ガンも自然と予防できるようになるはずです。

ガンを予防するジュース

健康に良い影響を与える植物由来の化合物のことを「フィトケミカル」といいます。太古の昔より、薬草とされている植物のなかから有効成分が抽出され現代薬となった例は多く、近年では乳ガンや婦人科のガンに多く用いられている抗ガン剤（パクリタキセル）も、セイヨウイチイの葉から抽出したフィトケミカルであることが知られています。

前述したように、二〇〇六年に友人の専門医たちと『抗がんサプリメントの効果と副作用徹底検証！』（三省堂）という本を出版しましたが、調査したあらゆるサプリメントに抗ガン効果はなく、野菜と果物には効果があることがわかりました。

それ以来、私は患者さんにサプリメントではなく、野菜ジュースをすすめています。次ページにレシピを紹介していますが、いくつか条件があるのでまとめてみました。

1　材料は冷蔵庫にある野菜と果物で、何を選んでもよい
2　果物はミキサーに皮ごと入れる（ただし種は取ること）
3　野菜も皮ごと入れる
4　果物ではリンゴ、ミカン、レモン、ブドウ（アボカド、キウイ、バナナなど輸入物は皮を剝ぐ）などが良い

レシピ ❼

丸ごと野菜の生ジュース

【材料】（２人分）

冷蔵庫にある新鮮野菜、果物

水（100ml）

【作り方】

1　材料を皮ごと、葉ごと、ザク切りにしてミキサーに入れる

2　15～30秒攪拌（かくはん）し、コップに入れてできあがり！

【メモ】

材料は野菜や果物なら、何でも構いません。皮ごと、葉ごと食べられるものを

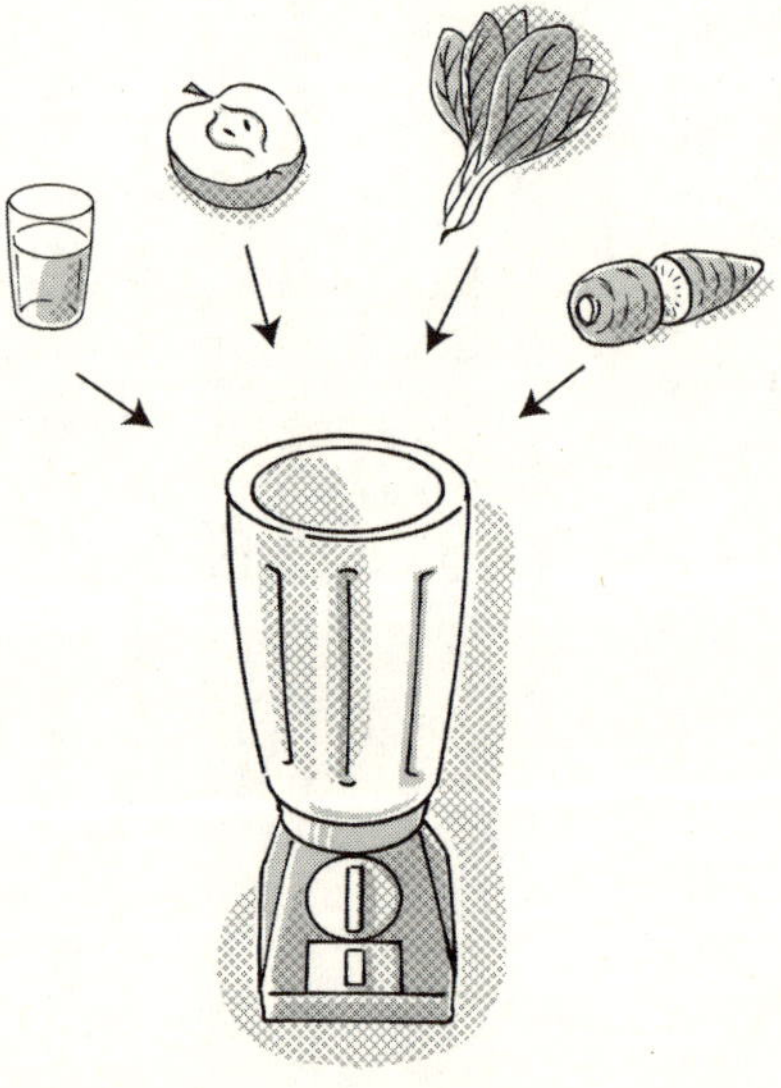

5　野菜ではトマト、ピーマン、キュウリ、ニンジンなどがおすすめ

6　小松菜、ホウレン草、レタス、キャベツなどの葉もの野菜も入れる（ただし、アクの強いものは湯通しして絞ってから入れること）

7　ジューサーでは皮が除かれてしまうので、ミキサーを用いてスムージーにする

肌のキレイな人はガンにならない

ナグモ式食事術はオールマイティーな健康法なので、メタボの予防、肌の若返りなど、様々な効果が期待できます。

ただガンに関しては、何を食べるかということばかりに心を奪われて、「どう食べるか」ということについては忘れられがちです。そこで、ガンの予防に直接的な効果が期待できる食べ方についてもご紹介することにしましょう。

この章で、「細胞がガン化する原因は消化管などの粘膜が傷ついてしまうことにある」とお伝えしてきました。この傷を修復しようとして周辺の細胞がガン化していくわけですから、まずは傷ついた粘膜を修復する——これがガン予防の基本になることがわかりますね？

そこで注目されるのが、第二章で取り上げた「ポリフェノール」です。このポリフェノールには、傷ついた粘膜を修復してくれる創傷治癒効果がありますから、日頃からたっぷり摂るように心がければ、その分、ガン予防につながります。

一番のおすすめは、やはり野菜や果物の皮です。果物はなるべく皮ごと摂るようにすること。野菜の皮もいちいちむいて捨てたりせず、丸ごと食べる。あるいは、きんぴらのように、別の一品をこしらえる。

ポリフェノールは肌の健康にも作用しますから、肌がキレイな人はガン予防ができているといっていいかもしれません。

また、ガンの一因でもあるコレステロール対策としては、第二章でもお伝えしたように、「食べたら寝る」ことも、とても重要になってきます。そう、食事を取った後の「ゴールデンタイム」（午後一〇時〜午前二時）の睡眠です。

この時間帯に分泌される成長ホルモンが内臓脂肪を燃焼させてくれますから、寝るだけで、メタボ対策、ガンを引き起こす高コレステロール対策になります。逆にいえば、夜更かしばかりしている人は、内臓脂肪をうまく処理できないまま、ガンのリスクも高めてしまっていることになります。

また、成長ホルモンには若返り効果があり、傷ついた粘膜を修復してくれますので、直接の抗ガン効果を期待できます。

さらに、一日一食や一汁一菜で「空腹時間を作る」ことも、成長ホルモンの分泌をうながし、長寿遺伝子をオンにして、体を若返らせてくれます。

成長ホルモンで創傷治癒能力が高まったところに、長寿遺伝子が傷ついた遺伝子を修復して、ガン遺伝子の発生を抑えてくれますので、こちらもガンを防ぐことにつながるでしょう。

一日一回はお腹がグーッと鳴るような若返り生活を、ぜひ続けてください。そのうえで、野菜を中心とした和食を摂り、夕食を摂ったら夜更かししないでゴールデンタイムに早寝をする――これがガンを防ぐ生き方といえます。

こうした点を再確認し、普段の食事を見直していくといいでしょう。

「部位別」ガンを防ぐ食事術

ここまでお話ししてきたことは、いわばガンを予防する食事の「総論」に当たりますが、部位別に見ていった場合、それぞれのガンに対して特に心がけたほうがいい食事術があることがわかってきます。

「増えているガン」を例にとって、ポイントを解説していきましょう。

【大腸ガン】

大腸ガンは、腸内の悪玉菌が毒性の高い二次胆汁酸を生み出し、大腸の粘膜を傷つけることで起こるとお話ししました。胆汁酸は肉類や乳製品を摂ることで分泌されますから、まずは肉類を減らして野菜をたくさん食べることが大事。そのうえでキーワードになるのが食物繊維です。

野菜に含まれる食物繊維によって腸内の保水性が高まり、大腸に便が停滞する時間が短くなります。悪玉菌の増殖も抑えられるようになるため、二次胆汁酸も生成されにくくなり、大腸ガンの発生する確率は少なくなります。

あまり便秘が長く続くようなら、食生活を見直し、野菜、とくにゴボウのような根菜の摂取を増やしてください。その意味では、便秘がバロメーターともいえます。

【乳ガン】

乳ガンの場合、コレステロール対策が必須（ひっす）です。性ホルモンの過剰分泌をうながし、乳房の上皮細胞を刺激することになるので、気になる人は、肉類や乳製品の摂取を週一回以下に減らしましょう。

「肉類や乳製品を五倍摂っている欧米では、乳ガンの発症率も五倍である」と述べましたが、その欧米では、女性ホルモンの分泌が減少する閉経以後も乳ガンになる女性が多いことがわかっています。

つまり、コレステロールの多い食事によって、老後も性ホルモンによるガンが発症しているのです。こうした点まで外国のまねをする必要はありません。私たちがかつて食べていた和食を復活させ、体質改善することが、乳ガン予防につながるのです。

いまだに「肉や乳製品は体にいい」と考えている人も多いようですが、なるべく控えたほうが体のためです。少なくとも、健康のために摂るという発想はやめにしましょう。「肉類は免疫力を高める」という人もいますが、繰り返し述べてきたように、免疫力を高める必要自体がないのですから、ナンセンスです。

【前立腺ガン】

前立腺ガンは、精液の一部を作る前立腺という臓器に現れる男性のガンで、年をとるほどにかかる人が増える傾向にあります。もともと欧米人に多かったガンであることからもわかるように、こちらも肉食や乳製品の摂りすぎが発症リスクを高める要因といえます。

大事なのは、やはりコレステロール対策。コレステロールは男性ホルモンの原料でもありますから、あまり摂りすぎると前立腺の上皮細胞が刺激を受け、細胞分裂→ガン化がうながされてしまいます。

メタボ対策の一環として、食事の改善を心がけるといいでしょう。結果として、それが前立腺ガンの予防にもつながっていくはずです。

ピロリ菌が胃ガンを生む本当の理由

以上、増えているガンを対象に食事の摂り方をアドバイスしてきましたが、もちろん、ここに挙げた以外のガンにも食生活は関係してきます。

ただ、胃ガン、子宮ガン（子宮頸ガン）、肝臓ガンなどのガンについては、118ページのグラフに示されているように、どれも減少の傾向にあります。

これらのガンに共通しているのは、どれも感染症由来のガンであるということ。つまり、戦後の社会生活の向上や抗生物質の普及などによって感染症が激減していったことが、ガンの減少にもつながったのです。

では、菌やウイルスの感染によって、なぜガンが引き起こされるのでしょうか？　その代表である胃ガンを例にとって考えてみましょう。

胃ガンというと、塩分の摂りすぎであるとか、焦げたものばかり食べているからだとか、ストレスのせいであるとか、様々な原因が取り沙汰されていましたが、一九八〇年代に入り、感染症由来のガンであることが明白になりました。

のちにノーベル生理学・医学賞を受賞することになるオーストラリアの二人の学者（R・ウォーレン、B・マーシャル）によって、「ピロリ菌」が胃ガンの原因であることが突き止められたからです。

ピロリ菌は、正式には「ヘリコバクター・ピロリ」といい、酸性度がとても強い胃のなかでも生存できる、非常に生命力の強い菌として知られています。

このピロリ菌がなぜ胃ガンを引き起こすのか？　菌たちは私たちの体のなかに寄生してい

るわけですから、わざわざ宿主の生命を奪いたいとは思っていません。ただ、菌が生存することで、胃の内壁が炎症を起こすのです。

この炎症が慢性化することで現れるのが胃潰瘍。潰瘍とは、炎症によって粘膜がえぐりとられ、欠損した状態をいいますが、放置しておくと、この欠損をふさごうと、周辺の細胞が分裂を繰り返すようになります。

炎症も潰瘍も暴飲暴食によって助長されますから、早い段階で食生活を改善すれば、あまり悪化することはありません。ピロリ菌が寄生していたとしても、体調を悪化させることなく、共生していけるわけです。

しかし、食事が改善できないと潰瘍は悪化していき、やがて細胞分裂が限界に達したときに、「修復細胞」であるガンが生じてくるということになります。

近年では、上水道が完備され、ピロリ菌の繁殖した井戸水を飲むことはなくなりました。また、ピロリ菌の除菌法が確立されてきたため、根本原因を取り除けるようになり、その結果、胃ガンは激減しました。

しかし、不摂生が細胞のガン化につながることはお話ししてきた通りです。ピロリ菌を除去さえすれば胃ガンにかからないと短絡的に思ったりせず、暴飲暴食や喫煙をやめることが大事でしょう。

ウイルスは人体に危害を加えるのか

感染症由来のガンとしては、子宮の入り口にできる「子宮頸ガン」も挙げられます。

この子宮頸ガンは、女性の膣(ちつ)に常在している「ヒトパピローマウイルス」(ＨＰＶ)によって引き起こされますが、女性の八五パーセントが感染するといわれているように、感染＝ガンの発症とはかぎりません。

１１８ページのグラフを見ると、あまり減少しているようにも見えませんが、これは子宮の内部にできる子宮体ガンと合わせたデータであるため。子宮頸ガンだけで見ていくと、年々、減少傾向にあることがわかります。

正確にいうと、性交の若年化にともなって、若年層でのみ増加傾向にありますが、最近では、ワクチンの接種によって子宮頸ガンが予防できるといわれるようになり、こうした若年層の増加にも歯止めがかかることが期待されています。

ただ、もともと多くの女性の膣内に常在しているウイルスであり、ワクチンも、性交をする前の年齢に、年三回も接種しなければ効果がないとされています。判断をするのは接種するお子さんのご両親ということになりますが、「ワクチンさえ接種しておけばいい」と安易に考えるのは避け、他の菌やウイルスも含めた性感染症の予防教育をしたほうがいいでしょう。

また、もう一つの肝臓ガンについては、日本ではC型肝炎ウイルスの感染が主な原因と考えられていますが、潜伏期間が非常に長く、感染してからガンが現れるまで、ゆうに三〇年はかかります。

先ほどもお話ししましたが、そもそもウイルスは私たちの体と共存していたいのです。なぜならウイルス自身は、自分で栄養を消化・吸収し、成長していくことができません。そのため、ウイルスは生き物ではないという専門家さえいます。では何なのかというと、単なる遺伝子情報にすぎないというのです。

「パソコンにウイルスが感染する」といいますが、あれもただのデータが、まるで生き物のように、パソコンのなかで増殖をしている。それと同じように、ウイルスも私たちの体の細胞に取り入って、そのなかの遺伝子を利用して、増殖していきます。

もしウイルスが私たちの体に危害を加えれば、自らも死滅してしまうので、そんなことをするわけがありません。

そのため、ほとんどのウイルスは、私たちの体のなかである程度の繁殖を行うと、自然に体からいなくなります。それを「自然治癒」と呼びます。

一方、私たちの体のなかで病気を引き起こすことなく繁殖を続けるウイルスもいて、これは「キャリア」と呼ばれています。

不摂生が最後の引き金に

ウイルスが体からいなくなる「自然治癒」、仲良く共生することになる「キャリア」、このどちらにも当てはまらないケースが肝臓ガンにつながります。

もう少し詳しくいうと、ウイルス感染がガンにつながるのは、感染に気づかないまま暴飲暴食や不摂生を続けてしまうからです。

その結果、慢性肝炎や脂肪肝になり、それが肝硬変(かんこうへん)になり、最後に肝臓ガンになるわけです。

また、免疫が過剰反応して無差別にウイルスを攻撃することで、肝臓の細胞に危害が加えられ、肝炎が引き起こされるケースもあります。もちろん、そうした過剰反応の延長線上で肝臓ガンが発症することもあるわけです。

いずれにしても、ウイルスそのものにガンの直接の原因がないことがわかりますね。

ここまでお話ししてきたように、感染症由来のガンであっても、最初の感染がすべてガンにつながっているわけではありません。

肝臓ガンにしても、衛生状態が改善されていく過程でウイルス感染が減ってきたため、年々、減少の傾向にありますが、ガンを誘発させている最大の因子は、不摂生につながるような食生活であり、生活習慣でしょう。

大本（おおもと）にある感染症がクリアーされていくことでガンは減っていきますが、本質は私たちの生き方にあるという点は変わりません。

ガンを予防する食事は、そのまま細胞の若返りをうながし、体を元気にしてくれる食事にほかなりません。

ナグモ式のアンチエイジングを実践していくことが、いつの間にかガンの予防にもつながっている――そんなイメージで、ガンに対処する生き方、食べ方を身につけていくのが賢明といえるでしょう。

この章のまとめ

- 増えているガン、すなわち大腸ガン、乳ガン、子宮体ガン、前立腺ガンの原因は、肉や乳製品を中心とした欧米化した食事と肥満。
- 減っているガン、すなわち胃ガン、子宮頸ガン、肝臓ガンの原因は、感染症。
- ガンを予防する食事法は、「野菜や果物の皮を食べる」「一日一回お腹をグーッと鳴らす」「食べたらすぐ寝る」。

第六章　ストレスに負けない食事術

ストレスのプラスの側面

ストレスとは、もともと物理学や工学で使われていた言葉で、「外界から加えられた力によって生ずる物体の歪(ゆが)み」という意味です。

一九三五年、カナダに住むオーストリア人医師のハンス・セリエがこれを医学に応用して、人体に影響を及ぼす外的な刺激を「ストレッサー」、それに対する生体内の歪みを「ストレス反応」としました。

私たちの体には、体内の環境を一定に保とうとする「恒常性(こうじょうせい)」があります。体内環境が外界の変化によってコロコロ変わっていたら生きていけませんからね。この恒常性が崩れた状態がストレス反応だと思ってください。

皆さんは、ストレスと聞くと、自分を苦しめ、病気の原因になる悪いものだと思うでしょうが、外界は常に変化するわけですから、ストレスのない人生はありません。逆にそれが、生きる原動力になる面もあるのです。

わかりやすくいえば、ストレスには善玉と悪玉の二つのタイプがあると考えてください。

一つは、プラスに働くストレスで「ユーストレス」(Eustress)と呼ばれています。

このストレスが働くと、人はワクワク、ドキドキしはじめ、何かの夢や目的を達成させようというエネルギーが湧いてきます。ピンチのときに働く「火事場の馬鹿力」も、このユーストレスに対する反応と考えていいでしょう。私たちはプラスのストレス＝ユーストレスをうまく活用することで、自己実現し、幸福を獲得していくのです。

もう一つのストレスは、マイナスに働くストレスで、こちらは「ディストレス」(Distress) と呼ばれています。

心配、緊張、葛藤、プレッシャーなどが重なって、イライラしたりクヨクヨしたり、少々のことでムカついたり……こうしたマイナスの感情が湧いてくるときは、このディストレスの影響を受けているといっていいでしょう。

一般的には、この種のマイナスのストレスのことを「ストレス」と呼んでいるのかもしれませんが、それはコインの裏表の関係にすぎません。

生きているかぎり良いストレスも悪いストレスも降りかかってくるわけですから、ストレスはただつらいものだ、苦しいものだといって向き合わないでいては、プラスのストレス＝ユーストレスも十分に活用できなくなります。それでは、せっかくの人生を充実させていくことができないでしょう。

どちらも外界の刺激に対する心や体の反応といえますが、大事なのはバランスです。悪いストレスばかりに目を向けていると、心身のバランスが崩れてしまい、文字通り、「ストレスに苦しむ」ことになります。

悪いほうへ傾きそうになったら、それをうまく修正することが大切なのです。対処法は様々ありますが、この章では「ストレスに負けない食事術」と題して、主に食事との関係のなかから探っていきましょう。

生活の基本は食事ですから、食事によっていかに心身のバランスを保つかについてお話ししたいと思います。それが、ナグモ式「サーカディアン（日周）リズム・ダイエット」です。

ストレス症状も進化の表れ

まず、マイナスのストレス＝ディストレスに対して、私たちの心身がどのように反応して、それに対して私たちがどのような回避行動を取るのか、ご説明しましょう。

ストレスが加わったときの急性の症状としては、心拍数が増加して、血圧が上昇し、過呼吸になります。これは重要臓器、特に脳への酸素供給をしようとしているのです。血糖が上昇するのは、脳に栄養を与え、適切な指示を出させるためです。

ところが脳は「バカ」な臓器ですから、ただあわてふためいて混乱します。そのため、めまいや吐き気に襲われるのです。

時にはショックで気を失うでしょう。これは脳がきちんと対応できなくて、コンピューターでいえば「シャットダウン」した状態になったためです。もはや血圧を維持できなくなり、体内の恒常性は保てず、死んだふりをするしかない。これは、動物にも見られる最悪の回避行動ですね。

急性期が過ぎると、「イライラしたり、クヨクヨしたり、ムカついたり」といった感情が湧いてきます。

これは脳が解決法を考えているのですが、先ほどいったように脳は「バカ」ですから、良い解決法が見つからず混乱しているのです。

司令塔である脳がこのありさまですから、体の恒常性が保てるわけがありません。

この状態が慢性化することで、頭痛、胃痛、神経痛などに襲われ、それがさらに悪化すれば、胃潰瘍、十二指腸潰瘍、最近増えているストレス性の下痢（過敏性腸症候群）などにも見舞われます。

すなわち、体の恒常性を司っている自律神経が混乱して「自律神経失調症」になっている状態。通常、日中は交感神経が、夜間は副交感神経が働き、ホルモンの循環、呼吸、消化、吸収、代謝を行っているのですが、昼夜逆転して時差ボケのひどい状態になっているのです。

こうしたストレスに対し、脳がさんざん考えた挙げ句出した対処法は、食べすぎること、飲みすぎること、タバコを増やすこと、コーヒーをガブガブ飲むこと、寝不足になること……そんなことでストレスを発散させようと思うのですから、脳はつくづく「バカ」な臓器です。もうこうなると、どんどん悪循環にはまっていきます。

前章で取り上げたガンも、ストレス過多の生活を送っているなかで、よりリスクが高まることは間違いありません。また、過労死が引き起こされるのも、この悪循環から抜け出せなくなってしまった結果でしょう。

こうして見ていくと、ストレスを与えるストレッサーが悪いというよりも、まともに対処できない脳が悪いと思えてきます。ストレスには良い面も悪い面もあるわけですから、「ストレス＝悪」という認識から抜け出して、良いストレスに変えてしまう発想の転換が必要です。

私は経済状態が良くないときは、それを口実に病院の経営改革を推し進めてきました。学会の役員から降ろされたときは、「これで自由な時間ができた」とたくさんの本を書きました。それが皆ベストセラーです。危機こそ人生の最高のチャンスなのです。

多毛にもハゲにも意味がある

ストレスが生じたとき、私たちの体は健気(けなげ)に対処してくれます。副腎(ふくじん)という腎臓の上にある小さな臓器から、「アンドロゲン」と呼ばれる男性ホルモンが分泌されるのです。

このアンドロゲンは「とうそうホルモン」とも呼ばれています。「とうそう」は「闘争」と「逃走」の二つの意味があります。

私たち動物は、基本的に、男は男性ホルモン、女は女性ホルモンによって体の恒常性を維持していますが、戦ったり逃げたりするような緊急事態には、男性ホルモンが必要です。

ただ、男性ホルモンの量は日によって増えたり減ったりするものではなく、つねに一定量が分泌されるようになっていますし、まして女性の場合は、男性ホルモンを分泌する機能そのものが備わっていません。

そのため、緊急事態には非常用の男性ホルモンが分泌されます——それが、副腎から分泌されるアンドロゲンです。女性もこのアンドロゲンを分泌させることで、非常時に「とうそう」しようとしているわけです。

敵と戦うためには、相手の攻撃で傷ついてしまわないように防御する必要があります。そこで、肌を守るために体毛が生えるようになりました。

ライオンのたてがみのようにフサフサしてくると、肌を守るだけでなく、相手に対する威嚇にもつながりますね。

こうした体毛を生やしているのも、じつは男性ホルモンの働きです。そのため、男性ホルモンは「多毛ホルモン」とも呼ばれています。

つまり、毛むくじゃらであることも一つの進化と呼べるわけですが、しかしその毛が目を覆ってしまったら、敵が見えなくなってしまいます。そこで額の部分の毛根に、多毛ホルモンであるアンドロゲンを薄毛ホルモンに変える転換酵素（5αリダクターゼ）が備わるようになったのです。

その結果、たてがみが茂れば茂るほど額の部分の毛が薄くなるという進化を獲得しました。これが「若ハゲ」です。

胸毛がもじゃもじゃしていてヒゲもすぐに濃くなるのに、頭の毛だけは薄い。若い頃にストレスで抜け毛が始まり、すぐに生え際が後退していった——もしあなたがそうだとしたら、それは人類の進化の結果にほかなりません。

ストレスに負けないよう、あなたの体が健気に対処してくれた結果なのです。

フケ、ニキビ、ワキガの原因とは

敵と戦うときには、肌を守るために皮脂の量も増えます。

悩みがあるとき、仕事や勉強が忙しいとき、フケが出ます。これは、髪の生え際の皮脂が増えて、「脂漏性湿疹」を起こしているのです。忙しいビジネスマンや学生に多いので「疲労性湿疹」とも呼ばれています。

同時にニキビが出ます。これは、毛穴に皮脂が蓄積し、ニキビ桿菌(かんきん)が増殖して生じるのです。「ニキビは青春のシンボル」とか「想い想われニキビ」といいますが、どちらもストレスによってアンドロゲンが分泌されて生じたもの。これも、ストレスによって皮脂が増えると悪化します。

女性が生理不順になるのも、アンドロゲンの男性ホルモン作用によって女性ホルモン環境が乱された結果です。

ワキガは、脇の下にあるアポクリン腺から分泌される汗が皮脂と混じり合い、これをブドウ球菌やブドウ桿菌が分解することで生じる低級脂肪酸が臭いの原因です。

体臭ということでいえば、加齢臭を気にしている人もいると思いますが、こちらは過剰に分泌された皮脂中に多く含まれる脂肪酸が、酸化分解されたノネナールという臭い物質が関与しているといわれています。

肌が老化していくことで、過剰に分泌された脂を処理しきれなくなり、それが嫌なにおい＝加齢臭に変化するわけです。

脂の摂りすぎで生まれるストレス

フケもニキビもワキガも、そして加齢臭も、現れる症状が違うだけで、どれも「皮脂」が原因していることがわかりますね？

この皮脂を分泌するのはアンドロゲンという男性ホルモンですが、その男性ホルモンの原料になっているのはコレステロール。そうです、そこには食事も大きく関係しているといえるのです。

頭で解決しようと思っても困難です。やはり、生活のリズムを正すことによって、心身のバランスを取り戻すことが大切なのです。

肉類や乳製品の摂りすぎ、食べすぎ、アルコールの摂りすぎ……。私自身がそうでしたが、こうした食生活を見直していくだけで、体の不快症状は改善され、自然と体調が良くなっていきます。次第にやる気も湧いてくるでしょう。そして、体のサーカディアン（日周）リズムが元に戻ってきます。

ナグモ式食事術が「ストレスに負けない食事術」でもあることが、次第に実感できるようになっていくはずです。

カフェインもストレスの大敵

こうした食事の改善に加えて注意してほしいのが、カフェインの摂り方です。

カフェインの摂りすぎが良くないことはイメージできるかもしれませんが、これがなぜストレス過多の問題とつながってくるのでしょうか?

第三章でタバコに含まれるニコチンがアルカロイドという麻薬性の物質の一種であるとお話ししました。アルカロイドというとコカインやヘロインなどがまず思い浮かびますが、じつはカフェインもこのアルカロイドの仲間。広い意味ではみな「麻薬」なのです。

つまり、程度の差こそあれ、依存性がある。そのため、一度ハマッてしまうとなかなかやめられない、ついつい欲しくなってしまう……。

カフェインの含まれる飲料としては、コーヒー、緑茶、紅茶、ココア、コーラ、あるいはスタミナドリンクなどが挙げられると思いますが、どれも麻薬の仲間なのだと考えてください。そう、一度ハマるとまた欲しくなってしまう飲み物なのです。

もちろん、ほんの一杯程度であれば、眠気がとれてスッキリし、リラックス効果なども得ることができるでしょう。

しかしたいていの場合、一杯ではすみません。イライラを抑えるために、あるいは眠気を覚まして仕事をするために、濃いめのコーヒーを一日に何杯も飲むようなら、立派なカフェイン中毒です。空腹時に摂ると、手が震えたり、吐き気がしたり、逆にイライラしたりといった身体症状が出てくることがあるかもしれません。

この種の身体症状は、カフェインの過剰摂取によって、交感神経が過剰な緊張状態に陥ってしまうことから起こるものです。

日常生活でカフェインの入った飲料をガブ飲みすることが多ければ、交感神経の緊張状態がつねに続くことになります。これは心身の興奮状態が続くということですから、満足に睡眠もとれなくなってしまいますね。

お気づきかもしれませんが、熟睡できない日常が続けば、第三章でもお伝えした成長ホルモンの分泌にも支障が出てきます。そうなると新陳代謝も悪くなりますから、肌の老化も引き起こされやすくなってしまうでしょう。

繰り返しますが、カフェインの正体はアルカロイドという毒物なのですから、依存性があるということを自覚し、過度の摂取は慎むべきです。

お茶が起こす消化障害とは

もちろん、依存性があるのは、コーヒーに限った話ではありません。先ほど挙げた緑茶や紅茶など、カフェインの含まれるほかの飲料にも、同じようなリスクがつきまといます。日本人はずっと緑茶を飲んできましたから、ヘルシーなイメージを抱いていた人が多いかもしれませんが、カフェインの含有量については、コーヒーよりも、むしろ多いくらいなのです。当然、カブ飲みすれば、中毒症状が現れるリスクが高まっていきます。

そもそも、こうした中毒性がありながら、なぜお茶（緑茶や紅茶など）が飲まれるようになったのでしょうか？　その秘密は、お茶のなかに含まれている「タンニン」と呼ばれるポリフェノールに隠されています。

お茶の葉はハマキガという蛾（が）の幼虫がつくことで知られていますが、このハマキガは食欲がとても旺盛で、あっという間に葉は食べ尽くされ、お茶の木は枯れてしまいます。そこで身を守るためにタンニンという毒を持つようになったのです。

タンニンの「タン」は、なめすという意味です。皮に含まれるタンパク質を変成させて、柔らかくすることができるのです。

昔の人は、タンニンの含まれる葉を使って皮をなめしてきたわけですが、ハマキガの幼虫がこうした葉を食べると、消化管の粘膜が変性してしまい、そのことによって消化吸収障害が引き起こされます。

その結果、ハマキガの幼虫は成長できなくなり、ポトポト地面に落ちてしまう。お茶の葉はそうやって身を守ってきたのです。

こうしたタンニンの働きを間接的に利用したのが、お茶の文化です。

すなわち、満腹になったときにお茶を飲むようにすれば、タンニンの作用で消化吸収が妨げられ、血糖値の上昇も抑えることができます。その意味では、タンニンには確かにダイエット効果があるといえますが、ストレスで傷ついた胃粘膜には良くありませんね。

お茶を飲みたいと思ったら、ハーブティー、麦茶、そば茶など、ノンカフェインのものを選ぶようにするといいでしょう。

私がおすすめしているゴボウ茶も、もちろんノンカフェインです。サポニンやイヌリンのような肌の若返りをうながす成分も豊富に含まれていますので、ぜひ試してみてください（詳しい効用は188ページからを、作り方は191ページを参照）。

ヤケ酒と祝い酒で体はどうなる

食べるという行為は、栄養を摂ることだけでなく、心をホッとさせて癒し、張りつめた緊張をほぐしてくれる側面もあります。

これは、私たちの体をコントロールしている自律神経の一つ、副交感神経の働きによってもたらされるものです。

私たち人類は昼行性（夜行性の反対）の動物です。昼間活動して、夜間休みます。そのために、昼間は心拍数が多く、血圧が高く、呼吸が早く、脳は覚醒して、バリバリ働くことができます。これは交感神経が優位だからです。食欲も抑えられます。

これに対して、夜間は副交感神経が優位になって食欲が湧き、消化・吸収が良くなります。脳は休憩して睡眠状態に。この間、心拍、血圧、呼吸は低く抑えられ、成長ホルモンによって体中の細胞の修復が行われるのです。これを、サーカディアン（日周）リズムといいます。

もしあなたが日中ボケーッとして疲れを感じ、夜間眠れないとしたら、このリズムが崩れ、時差ボケ状態にあるのです。この時差ボケを引き起こす最大の要因がカフェインとアルコールです。

少量のアルコールは確かに鎮静作用がありますが、ストレスがあると少量ではすみません。交感神経を緊張させて興奮作用をもたらし、昼夜逆転を起こします。祝いの酒は良いがヤケ酒は毒そのものです。

賢いお酒の飲み方あれこれ

ケンブリッジ大学が行った大がかりな調査では、「一日に赤ワイン二杯程度」が健康的なアルコールの摂取量の目安であるという結果が出ていますが、目安はあくまで目安。楽しく飲めるならばいいのですが、体調をくずすようなら飲む必要はありません。

アルコールを摂る際に注意してほしい点が二つあります。

一つは「量」です。アルコールの毒性は蓄積しますので、生涯の飲酒量は限られています。男性で五〇〇キロ、女性で二五〇キロとされていますが、ワイン一本、日本酒四合、ビール中ビン四本で、含まれるアルコール量は、それぞれ〇・一キロです。

毎日ワイン二本ぐらい飲めば、男性は一四年、女性は七年で極量ということですね。私がそれ以上に重視しているのは、「どれだけ長い時間飲んだか？」ということ。

一次会で飽きたらず、二次会、三次会と店を替えながら明け方まで飲むという人がいますが、これは過労死する人に一番多いパターンです。

私も楽しいお酒は好きなので、一次会ではかなりのピッチで飲みますが、夜の一〇時に寝るために、決して二次会には行きません。場合によっては、一次会も途中で退席して家に帰ります。こうすれば、多少飲んでも体調を大きく崩すことはありませんし、翌日にも残りません。

「風呂から上がったらビール一本」という飲み方が習慣になっている人がいますね。私もときどき飲むことがありますが、自宅で飲むとさほど美味しく感じられず、たいていは半分くらい残してしまいます。

風呂上がりに爽快な気分を味わいたいのなら、大きなタンブラーで冷たいミネラルウォーターを一気に飲んでください。きっと、この上なく美味しいと感じるはずです。

ビールというのは喉越しが美味しいので、その一杯目を水に譲ってしまえば、何となく習慣で飲むということもなくなっていきます。よほどお酒が強い人でないかぎり、普段はアルコールを控えめにして、楽しいことがあったときにとっておくのが賢明でしょう。

それから細かいテクニックになりますが、すぐに酔ってしまう人は、焼酎のお湯割りを飲むときには、湯を先に入れるようにしてください。そうすれば、相手が酔っていても、たくさん焼酎が注がれることはありません。先にお湯を七〜八割入れてしまえば、飲みすぎを自然と防ぐことができるでしょう。

また、自宅で焼酎を飲むときは、熱いゴボウ茶割りをおすすめします。

お湯割りの代わりにウーロン茶割りを飲む人もいますが、ウーロン茶にはカフェインが多く含まれますから、お酒を飲んでリラックスしているつもりが興奮しやすくなり、体の神経がおかしくなってしまいます。

熱くしたゴボウ茶を注いで、そこに香り付けのように芋焼酎を垂らして飲む——私にとっては、これが最もぜいたくなお酒の楽しみ方です。

ストレスで胃が痛んだときは

ストレスを提唱したハンス・セリエの研究で初期の頃から注目されていたのが、様々な外部の刺激によって生じる胃炎や胃潰瘍などの症状です。

実際、ストレスを感じて胃が痛くなるという話はよく聞きますね。あまり放置しておくと、胃潰瘍へと発展します。

では、胃の痛いとき、どんな食事を摂ればいいのでしょうか?

私自身、患者さんからこの種の質問をよく受けることがありますが、答えは簡単。これまで述べてきたように、胃が痛いときは、無理せず何も食べなければよいのです。

一般的には重湯（おもゆ）やおかゆがいいとか、オートミールがいいとかいわれていますが、医学的にいうと、どれも適切ではありません。「何を食べたら良いか」と悩む代わりに、「何も食べない」という選択をしてほしいのです。

たとえば、皆さんが胃潰瘍で病院に担ぎ込まれたとしても、医者は「何を食べさせるか」ということは一切考えません。まず、その症状が治まるまでは点滴で水分を補って、しばらくの間、胃を休めるために絶食させるでしょう。

この絶食によって、疲れた胃はしばらくの休息を得ることができ、傷ついた潰瘍の細胞の修復に専念することができます。ここで無理に食べさせたら、胃は消化のために働かざるをえず、修復作業はなかなか進められないでしょう。

つまり、何か食べたら、修復はうまくいかなくなるのです。

病院に担ぎ込まれた皆さんは、医者が自分の胃潰瘍を治してくれたと思うかもしれませんが、じつは、絶食による安静によって勝手に治ったというのが本当なのです。

そう、何も食べない。無理をせず、ただ体（消化管）を休ませる。これがきちんと実践できれば、体調管理は十分にできます。疲弊した消化管は元気を取り戻し、元通りに働くようになるでしょう。

生命力遺伝子をオンにする食事

私はこうした危機に瀕（ひん）したときに働く遺伝子を、一つの仮説として、「生命力遺伝子」と名づけて概念化しています。

この遺伝子がひとたびオンになると、ただやる気が出てくるというだけではなく、体も変化していきます。

まず血流が良くなり、皮膚のコラーゲン量が増えて肌がつやつやとしてくるほか、タンパク質の同化作用で筋肉量も増え、内臓脂肪が燃焼されるため、自然と体も引き締まっていきます。

細胞分裂によって創傷治癒効果がさかんになることから、おそらくガン細胞も一気に退縮させてしまうでしょう。人が危機に目覚めたときというのは、このように、通常の健康の概念を超えてしまうものなのです。

こうした生命力遺伝子の働きは、この章の冒頭でお話ししたプラスのストレス（ユーストレス）の概念とも重なり合うかもしれません。

医学的に見た場合、腹六分目の食事に切り替えることで発動し、延命がうながされるという「長寿遺伝子」も生命力遺伝子の一つといえます。

第一章でお話しした、飢餓との闘いに対応するために備わった「倹約遺伝子」も、もちろんこの仲間に加えられるでしょう。

倹約遺伝子を持った人は、食糧危機に見舞われることがあっても、少ない食べ物から効率よく栄養を吸収し、脂肪として蓄えることで生き延びることができました。お腹に貯まった内臓脂肪は、こうした飢餓時代の名残(なごり)です。

お腹に脂肪が貯まっていれば、二〜三日何も食べなくても、どうということはありません。実際に体重七〇キロの人ならば、脂肪を分解すれば、理論上は六七日間、何も食べなくても生きていけます。

糖質を食べると「糖サイクル」が回ってエネルギーにしますが、糖は身体に多くは蓄えられないので、半日もするとお腹が空きます。そして、糖質を食べると消化吸収のために副交感神経が優位になるので、眠くなります。いわゆる「食っちゃ寝、食っちゃ寝」状態です。

ところが、絶食中は「脂肪サイクル」が回っているので、お腹が空きません。しかも、交感神経が優位なのでバリバリ働けます。

つまり、日中は絶食か軽い低糖質食で「お仕事モード」、夜は糖質食で「お休みモード」にすれば、自律神経のサーカディアン（日周）リズムが取り戻せるのです。

考えてみてください、同じストレスをこうむる状況に置かれたとしても、そのストレスに負けてしまう人もいれば、逆に頑張って乗り越えてしまう人もいます。

この差はいったいどこにあるのか？　体力の差なのか？　年齢や性別の差なのか？　そんなことはありませんね。生命力遺伝子が働いて火事場の馬鹿力が出てくれれば、ストレスによる体調不良などいっぺんに吹き飛んでしまうのです。

そこには、年齢も性別も関係ありません。もちろん、社会的な肩書も、体の大きさや運動神経なども直接的な影響はないでしょう。個々に差があるといっても、一部の限られた人だけに備わっている特殊な能力などではないのです。

こうした観点に立って、これまでの生き方、食べ方を一度見直してみませんか？

昼は絶食か低糖質の食事にして自律神経のリズムを取り戻せば、心身のバランスは整い、ストレスは解消できるのです。

「ストレスに負けない食事術」は、じつは「生命力を高める食事術」でもあることが実感できるようになるでしょう。

食事と睡眠を同調させる方法

第二章で「食べたらすぐ寝る」といいました。夜一〇時から夜中の二時までのゴールデンタイムでの睡眠中に、若返り効果のある成長ホルモンが出るからです。この習慣はストレス解消にも有効なのです。

夕食を摂ると副交感神経が優位になり、眠くなります。特に糖質を摂ったほうが良いでしょう。ストレスがあると不眠になりますが、食べた直後は眠れるはずです。

早寝すると早く目が覚めます。夜中に目が覚めたら、そのまま起きてしまいましょう。私は家に帰ったら何も考えずに早寝して、夜中の三時に起きます。この時間はテレビの音もなく、誰にも邪魔されずに仕事ができるからです。昼間やり残した嫌な仕事や、考えごとも、朝九時の始業時間までに、すべて片づけてしまうのです。

それでも、どうしても布団から出たくない日もあります。そんなときは二度寝をします。このとき脳は覚醒していて、夢ばかり見ます。これは、脳の「海馬（かいば）」という部分が過去の記憶を整理しているのです。

こうして嫌なことは忘れ、重要なことを覚えておくことによって、ストレスを解消できるのです。

しかし、日の出は必ず拝（おが）みます。このとき脳からセロトニンという幸せホルモンが出て、一日元気に過ごすことができるからです。

これは太陽光線療法といって、うつや登校拒否にも効果があります。

しかも、このセロトニンは、夜になるとメラトニンという睡眠をうながすホルモンに変化します。

「早起きは三文の徳」と昔からいわれているように、ほんの少しの努力で生活の好循環が得られるようになるのです。ストレスで精神安定剤を飲むよりも、早起きできるように生活リズムを調整するほうが、ずっと理に適っています。

生活や食事のリズムがしっかり作られているかぎり、ストレスがたまるような状況であっても、前向きに乗り切っていけます。

生活のリズムを取り戻す技術

つまり、食事の内容だけでなく、日頃の不摂生を見直し、自分なりの生活リズムを作ることも、ストレスケアの大事なポイントなのだということ。できれば多少無理をしてでも、家に帰って食事をする習慣をつけてください。

第一章で私は、「一日一食」の食生活をすすめましたが、そこでお伝えしたのは「食べたいものを我慢しなさい」ということではなかったはずです。

そう、ポイントとなるのは、おなかがグーッと鳴る「空腹時間」を作るということです。

長寿遺伝子をオンにし、若返りをうながすことがその目的の一つですが、それだけではなく、夕ごはんが楽しみになるという利点もあります。日中に仕事をしながら、適度におなかが空いた状態で、「夕ごはんは何を食べようか？」とあれこれ考えることは、とても楽しいことです。

空腹が感じられていれば、好きなものを食べて構いません。多少ハメを外すことがあっても、「空腹を感じる」という点だけを意識しておけば、十分に調整できます。食べすぎたら、翌朝は何も食べなければいいのですから。

それよりも、食べる喜びをしっかり味わうことです。やせることやメタボを改善することばかり意識して、食べることがストレスになってしまっては元も子もありません。

そして、食事は副交感神経を優位にさせ、ストレスを和らげるためにあるのですから、それが感じられるようなシチュエーションを作るようにしましょう。

私がこうした点を強調するのは、働く時間がいくら長かろうが、しっかり食事が摂れてさえいれば、健康は維持できるからです。

働きすぎることだけが原因で過労死になることは、そう多くはありません。

過労死は、仕事の疲労を暴飲暴食によって紛らわそうとし、その結果、生活が不規則になる、あるいは睡眠不足になるといった悪循環が原因のことも多いのです。

しっかり食事をし、食べたらすぐに眠る。できればゴールデンタイムに睡眠時間を確保する。忙しいときでも翌朝の時間に仕事をまわす。こうしたリズムが作れるようになってくれば、多少の無理をしても、そうそう体調を崩すことはありません。心が不安定になることもないでしょう。

ここまでお伝えしたストレス時の身体症状は、リズム作りがうまくいっていないことを知らせてくれるサインのようなものです。

サインがあるときはそれを無視せず、自分の生き方を見直すきっかけにしましょう。ストレスとのつきあい方も、徐々にうまくなっていくはずです。

この章のまとめ

- ●ストレスには善玉の「ユーストレス」と悪玉の「ディストレス」がある。
- ●脳にはストレスを解決する能力がないのでパニックになる。その結果、自律神経失調症や、うつになる。
- ●ストレスによって副腎からアンドロゲンが分泌され、フケ、ニキビ、ハゲ、性ホルモン依存性ガンを生じる。
- ●ニコチン、カフェイン、アルコールがストレスを増幅させる。
- ●「食べないこと」「食べたらすぐ寝ること」がストレス解消法。

第七章　二〇歳若返るための料理法

自分なりの食へのこだわりが必要

この章では、ここまでの内容をふまえつつ、ナグモ式の「二〇歳若返るための料理法」についてお伝えしていきたいと思います。

皆さんは日常のなかで、どのくらい台所に立っているでしょうか？　まったく立ったことがない？　忙しいのですべて外食で済ませている？　そうした人は、週に一〜二回でもいいので、台所に立つ習慣をつけるようにしてください。

まず料理に使う素材――生きているものを使いましょう。

野菜なら葉つき、泥つき、根っこつきのもので、植えれば根を張るようなものがいいですね。こうした生きた野菜は、生長するためにエネルギーを使いますので、冷蔵庫にいれておくと、どんどん味が落ちていきます。ですから、素材は必要な分だけ買い物をして、冷蔵庫には長期に保存しないでください。

また、ただ美味しければいいというだけでなく、その背景には、自分なりの食に対するこだわりが必要です。その時々の流行に左右されず、自分の体が欲しているものを食べていくうえでの軸になるからです。

本書をお読みになった方ならば、私がどんなことにこだわって料理しているのか、何となくイメージはできますね？

まずは参考までに、ポイントとなる点を次に挙げてみましょう。

1　味つけはシンプルに、食材は身近なものを選ぶ
2　食べ物から生命（＝完全栄養）をいただく
3　個々の食材の特性をよく理解して料理する
4　料理の本質は「毒消し」にある
5　自分の体の声に耳を傾ける
6　ごちそうは楽しんで食べる

どれも大事な項目ですが、基本となるのは、1の「味つけはシンプルに、食材は身近なものを選ぶ」。

これから紹介していくレシピに共通していますが、私はあまり凝った味つけをすることを好みません。それどころか、ダシや香辛料などをうまく使うことで、塩を使うこと自体、必要最小限にとどめるようにしています。

なぜなら、野生動物は、わざわざ食べ物に塩を振りかけて食べるようなことはないからです。減塩どころか塩を摂っていないのです。

正確にいえば、食材に含まれている塩分だけで十分であるということ。素材の味を引き出すと言い換えてもいいかもしれません。

ここまでこだわれない人でも、あまり濃い味にしないようにすること。マヨネーズ、ケチャップ、ソースなども必要ありません。

昔から塩加減のことを「塩梅」といいます。梅干を味つけに使う習慣があったからですね。ほんのりと薄い塩味が素材の味を引き立たせてくれるのです。

葉つき、皮つき、泥つきを選ぶ

2の「食べ物から生命（＝完全栄養）をいただく」についてはどう考えればいいでしょう？

通常はカロリーがあるかどうか、栄養があるかどうかしか問われませんが、私にとって食材選びの基準は、「完全栄養か部分栄養か」です。

スーパーで野菜や果物を買うときも、カットしたものではなく、なるべく丸ごと売られているものを選ぶようにすること。

ダイコンやカブであれば葉つき、ゴボウは泥つきのものを選び、ブロッコリーは茎まで、セロリは葉まで使うようにします。ダイコンの葉は味噌炒めに、皮はきんぴらにすれば、食材を丸ごと食べられるはずです。

ニンジンも葉つきのものを見つけたら迷わず購入して、ニンジンの葉の天ぷらにトライしてみましょう。

ジャガイモやサツマイモも、調理の際はよく洗って皮つきのまま使います。ホウレン草は、赤い根の部分も捨てずに使い切りましょう。

果物の場合も、リンゴ、ナシ、カキは皮のままで。よく洗えば農薬の心配もありません。私はミカンもモモも皮ごと食べています。モモは表面の産毛(うぶげ)が気になりますが、洗った後に布巾(ふきん)でキュッキュッと拭けば、気にならなくなります。

ただ、外国から輸入しているグレープフルーツ、バナナ、キウイなどは、防虫のために多量の農薬を使っているので、皮まで食べるのは避けること。

魚は頭ごと骨ごと、野菜は葉ごと根っこごと、穀類は種ごと——私がいう完全栄養の摂り方が見えてきたと思いますが、いくつか注意点があります。

前記3の「個々の食材の特性をよく理解して料理する」ということと関係しますが、それは、葉物の野菜に多いアクの問題です。調理が面倒だと感じる人がいるかもしれませんが、そもそもなぜ、植物の葉にアクがあるのでしょう?

植物の葉は光合成を行う場で、空気中の二酸化炭素と水と日光によって炭水化物（養分）を作り、酸素を放出する働きがあることが知られています。こうした大事な働きをする葉が他の動物にやすやすと食べられてしまったらどうなるのか?　光合成が行えなくなり、養分が作り出せず、その種(しゅ)は滅びてしまいますね。

そうならないように、葉に蓄えられるようになったのが、アクを生み出す「シュウ酸」という成分です。葉にシュウ酸が含まれていることで、特有の苦みやえぐみが出るようになり、他の動物や虫に食べられないようになったのです。

植物の葉を食べるには、まずアクを抜くことが大事であることがわかりますね。ホウレン草や小松菜などの青野菜をおひたしにして食べるのも、アクを抜いて余分な苦みやえぐみを取ることが一番の目的です。

意外と知られていませんが、調理をするということは、美味しいものを作ることではなく、毒を消す、解毒をするということなのです。

「サラダよりおひたし」が鉄則

たとえば、森に落ちているドングリには強いアクがありますが、野生のクマやリスは、そのまま食べてもあたらないよう、自らの体を進化させてきました。

それは、毒を分解する酵素を持つようになったことを意味しますが、人間はこうした酵素を持っていません。そのため、土器を作ってドングリを煮て、アクを排出させることで、美味しく食べられる食材に変えてきたのです。

なお最近では、わざわざアクを抜かなくても食べられるサラダホウレン草やレタスなどが多く出回るようになりました。こうした野菜を湯がかず、サラダにして食べている人も多いと思いますが、私はあまりおすすめしたくありません。なぜなら、こうした野菜は、シュウ酸があまり含まれないように品種改良されているからです。

シュウ酸という毒が含まれないということは、虫が寄りつきやすくなるわけですから、その分、農薬をたくさんかけなくてはなりません。農薬を使うとミミズや土中の微生物が死んでしまうので、土が枯れてしまいます。そのため化学肥料が必要になります。

こうした野菜をサラダにして食べることが、果たしてヘルシーといえるでしょうか？　私には、とてもそうだとは思えません。

それよりも、アクのある野菜をしっかり湯がき、おひたしなどにして食べるようにする。そう、「サラダよりもおひたし」が鉄則になるのです。おひたしの作り方については後述していますので、そちらを参考にしながら、ぜひトライしてみてください。

ただ料理のレパートリーを増やしていくのではなく、こうした食材の特性をよく理解し、その特性に合った料理法を見つけていくのがポイントになるはずです。

一方、こうした野菜と違って、果物にはアクがありませんが、これは動物にどんどん食べてもらい、糞と一緒に種（たね）を遠くに運んでもらおうとしているためだと考えられています。

ただ、肝心（かんじん）な種がまだできあがっていない時期だと、種（しゅ）を守るためのタンニンが多く含まれていますので、渋みがあり、とても食べられたものではありません。

逆に、旬（しゅん）を逃さずに食べるようにすれば、まるで「食べてください」といっているかのよ

図表2　果物の旬

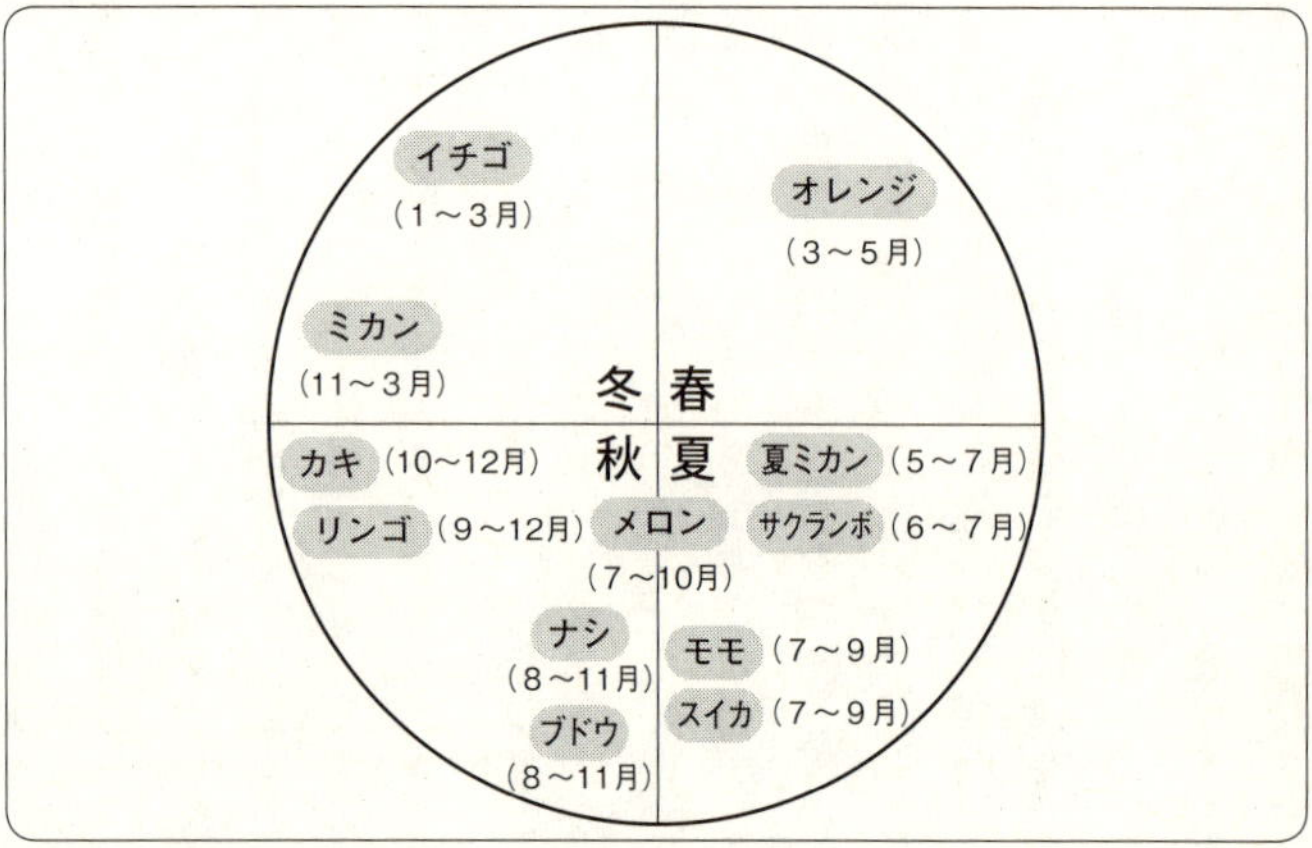

うに、いい匂いがし、色も赤く熟しています。つまり、果物を食べるうえでのポイントは、旬のものを選ぶということ。

最近ではビニール栽培がさかんになったことで、本来の旬と関係なく、同じ果物が一年中売られていることも珍しくなくなりました。しかし、本当の意味で美味しく、健康的なのは、やはり旬のものなのです。上に主な果物の旬を掲載しておきましたので、こちらを参考にしながら、賢い果物の摂り方を、ぜひ心がけてください。

なお、果物の皮にはバリア機能が備わっているため、農薬がついていても軽く水洗いする程度で落ちてしまいます。

128ページで紹介したように、野菜と果物を皮ごとミキサーにかけて、生ジュースにして飲むのもおすすめできます。

料理の本質は「毒消し」にあり

4の「料理の本質は『毒消し』にある」については、先ほどシュウ酸のアクを抜く話をしましたが、他の食材でも、事例は数多くあります。

たとえば、豆は一晩水に浸して、煮てからでなければ食べられません。これは、豆に含まれるレクチンという毒を無害化するため。豆は植物の種ですから、種族を存続させるためにも、簡単には食べられないようになっているのです。

タケノコも、生長をうながすチロシンという栄養素が空気に触れると、ホモゲンチジン酸という強い苦み成分に変わります。そのまま食べるとかなりアクがあるため、灰やコメのとぎ汁で煮て、このアクを取らなくてはなりません。

こうした毒消しの知恵は、食材の調理法を学んでいくと、数多く目にします。

昔の人たちは、凝ったごちそうを作るために食べ物を調理していたわけではありません。毒にあたってお腹を壊したり、場合によっては生命を落としたり……こうしたことがないように、毒消しすることこそが料理だったのです。

この点が理解できるようになると、下ごしらえがいかに大事であるかなど、料理に対する認識が徐々に変わっていくはずです。

また、前記5の「自分の体の声に耳を傾ける」ということは、簡単にいえば、「朝ご飯を食べないと体に悪い」、あるいは「腹が減っては戦ができぬ」などといった迷信にしばられず、また脳の麻薬系食物に対する欲求に負けず、自分の体質や体調を考えて食べるということです。

すなわち、「お腹がグーッと鳴ったら食べる」というのが、食事の原則です。

私の本を読んで完全栄養が摂れるレシピをいくら身につけたとしても、お腹の空いていないときに食べては、何の意味もありません。

また体調が悪いときに、「精をつける」などといって、無理やり栄養を摂ろうとするのも、正しいことではありません。これまで繰り返し述べてきたように、食べないほうが回復は早いのです。「食べたくないときは食べない」ということを食生活のルールにして、必ず守るようにしましょう。

自分の欲求に従うという点では、前記６の「ごちそうは楽しんで食べる」ことも、とても重要です。私がおすすめしている食事術は、とてもストイックなものに映るようですが、嫌なことを我慢して続けているわけではありません。

また、誤解のないようにいっておけば、私も時には肉も食べますし、アルコールも飲みます。ハメを外してもいいのです。この点についても、私がイチオシするごちそうレシピを紹介しつつ、考えていくことにしましょう。

料理に使う素材の選び方

まず、料理に使う素材の選び方について簡単に解説しましょう。

ポイントとなるのは、先述のとおり、生きているものを使うということ。野菜なら葉つき、泥つき、根っこつきで、土に植えれば根を張るようなものを選んでください。

スーパーで売っているニンジンは色が鮮やかでキレイですよね。あれは皮を薄く剝いてあるのです。ですからヒゲ根も生えていません。つまり死んでいるということです。

ブロッコリーは花らいと呼ばれる花のつぼみと茎の部分を食べるのですが、国産のブロッコリーは、買って何日も経つと黄色い花が咲きます（このとき栄養を消費してしまうので、栄養分がずいぶん減ってしまいます）。

ところが、輸入物のブロッコリーには花が咲きません。なぜなら、すでに、フロンガスの充塡処理によって死んでいるからです。

アスパラガスは、ネギ、タマネギ、ニラ、ニンニクと同じユリ科の多年草です。その新芽がアスパラガス。ですから、出荷するときには立てて出します。横にすると起きようとして余計なエネルギーを使い、栄養価が落ちてしまうのです。

ところが、輸入物のアスパラガスは、何日たっても変化しません。これも、すでに保存処理がしてあって、死んでいるから。やはり食べるからには、こうした死んだ食材ではなく、生きている食材を使ってもらいたいものです。

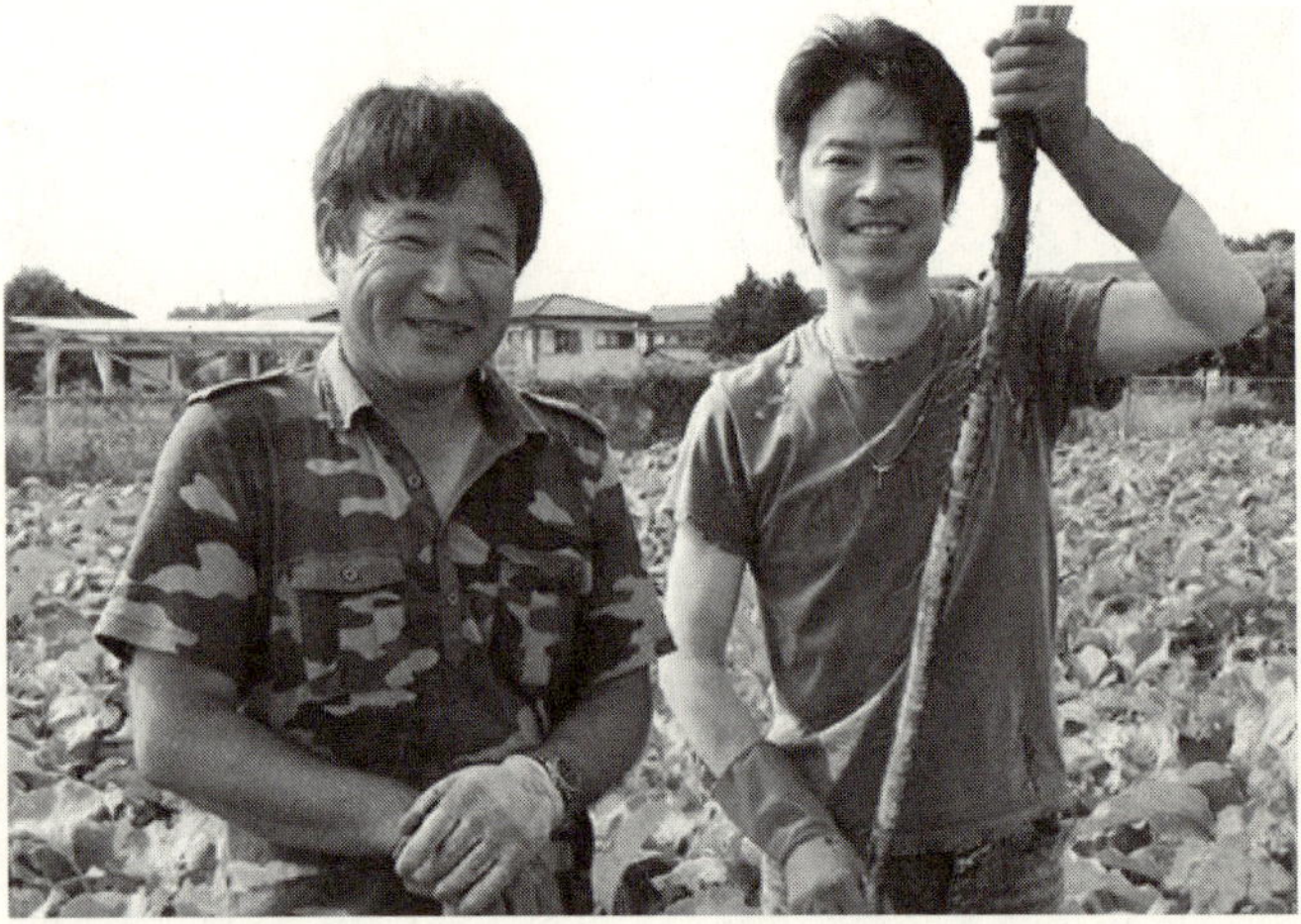

また、根菜類にとって土は最高の保湿剤ですが、輸入物の根菜は、土中の外来種の種などの混入を防ぐため、土は完全に落とさなければ輸入できないことになっています。ということは、輸入物のゴボウなどは、乾燥して新鮮さが失われている可能性があります。

こうして考えると、安いからといって外国産の野菜ばかりを選んだりせず、国内産の、それも、生産者の顔の見えるものを選んだほうがいいことがわかるでしょう。

採れたてのものであればなおのことといいですが、それが難しい場合、先ほどお話ししたように、旬のものを選ぶようにすることをおすすめします。

また、興味がある人は、それぞれの野菜の特性について学ぶようにしてください。

一番いいのは、美味しい野菜を作っている農家の方と知り合うことです。

私自身、ゴボウ農家である、筑波（つくば）の山﨑恵造（やまざきけいぞう）さんと出会い、時にお酒を酌（く）み交（か）わしながら、野菜についての生きた知恵を拝聴しています。

すっかりおなじみになったゴボウ茶も、師匠である山﨑さんとの交流のなかで生まれたものです（作り方は191ページを参照）。

食事で体質を改善したい、体調を良くしたいという思いがあるのならば、これはという農家の方に直接コンタクトを取って、作業のお手伝いなどをしてみるのもいいでしょう。とてもぜいたくな時間が過ごせるだけでなく、野菜に対する感謝の思いが湧（わ）いてきて、食べることにもっと興味が持てるようになるはずです。

ダイコンは「完全栄養」の優等生

さて、ここからはいよいよレシピの紹介です。

まず、ナグモ式の基本である完全栄養を摂るための料理法について、ダイコンを例にとってお話ししていきます。ダイコンについては、根、皮、葉と、余すところなく使い切ることができますね。

いちばんよく食べられている根の部分は、「ふろふきダイコン」にするのがおすすめ。ダイコンの甘みを引き出すため、水からゆっくり煮るようにします。

これは、消化しにくいでんぷんを糖に分解するジアスターゼという酵素が、温度が高いと働かなくなってしまうため。皮があると外界とのバリアになって、ダシが染み込みにくいため、皮は厚めにむいて、きんぴらにして食べましょう。

葉の部分については、シュウ酸が強く苦みがあるので、塩もみにして水でアクを洗い流したあと、刻んでじゃこと一緒に味噌炒めにしてください。油が葉の苦みをコーティングして、とても食べやすくなります。

味噌汁の具として用いてもいいでしょう。

昔は、甘みのある根の部分は高貴な人が食べ、下々にいた庶民は、葉や皮を食べていました。でも、葉や皮のほうが栄養価がありますから、貧しいものを食べていた庶民のほうが、ずっと元気だったでしょうね。

私たち現代人は、甘みのある根も栄養価の高い葉や皮も、すべて捨てず、丸ごと食べるように心がけたいものです。

レシピ 8

ふろふきダイコン

【材料】（2人分）

ダイコン（½本）
昆布（5㎝角1枚）
コメ（少々）
水（適量）
塩（適量）

【作り方】

1　ダイコンの皮をむき、3㎝ほどの厚さの輪切りにして、鍋に並べていく

2　水をダイコンがひたひたになるまで入れ、お茶パックに入れたコメを加える

3　弱火で、30～40分煮る

4　ダイコンがやわらかくなったら火を止め、さっと水洗いする

5　昆布を敷いた鍋に再びダイコンを入れ、ひたひたの水と塩を加えて10～20分煮れば、ふろふきダイコンのできあがり！

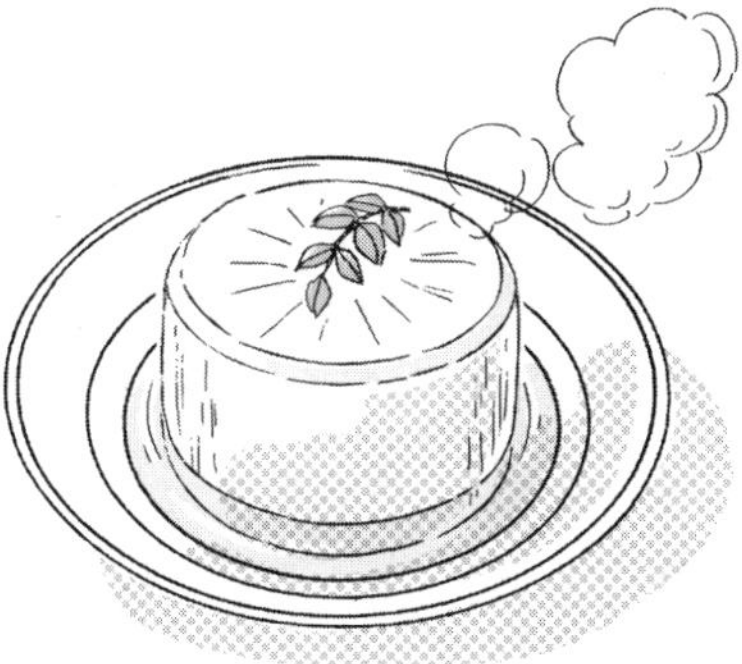

レシピ ❾

ダイコンの皮のきんぴら

【材料】（2人分）

ダイコンの皮（½本分）
赤唐辛子、ゴマ油、醤油、酒、みりん（各少量）
いり白ゴマ（適量）

【作り方】

1　ダイコンの皮をせん切りにし、赤唐辛子とゴマ油を入れたフライパンで炒める

2　しんなりしてきたら、醤油、酒、みりんを加えて、汁けがなくなるまで炒め煮にする

3　最後に白ゴマを振ったら、できあがり！

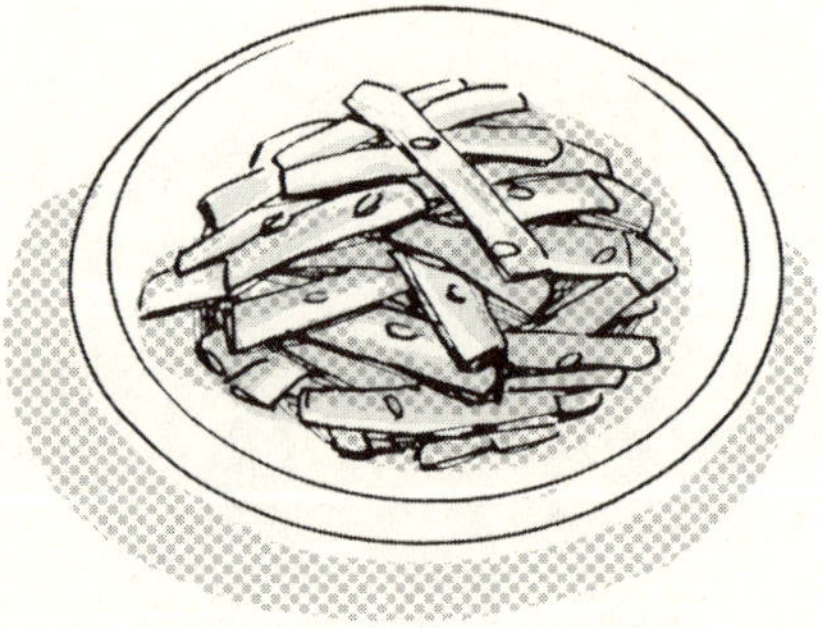

レシピ ⑩

ダイコン葉とじゃこの油味噌炒め

【材料】（２人分）

ダイコンの葉（50g）
ちりめんじゃこ（30g）
ゴマ油、酒、砂糖、味噌（各少量）
いり白ゴマ（適量）

【作り方】

1　ダイコンの葉をさっとゆでて、水にさらした後、よく水を絞ってから、細かくきざむ

2　鍋にゴマ油を引き、１のダイコンの葉と、ちりめんじゃこ、酒、砂糖、味噌を入れて、炒め煮にする

3　汁けがなくなったら、白ゴマを加えて、できあがり！

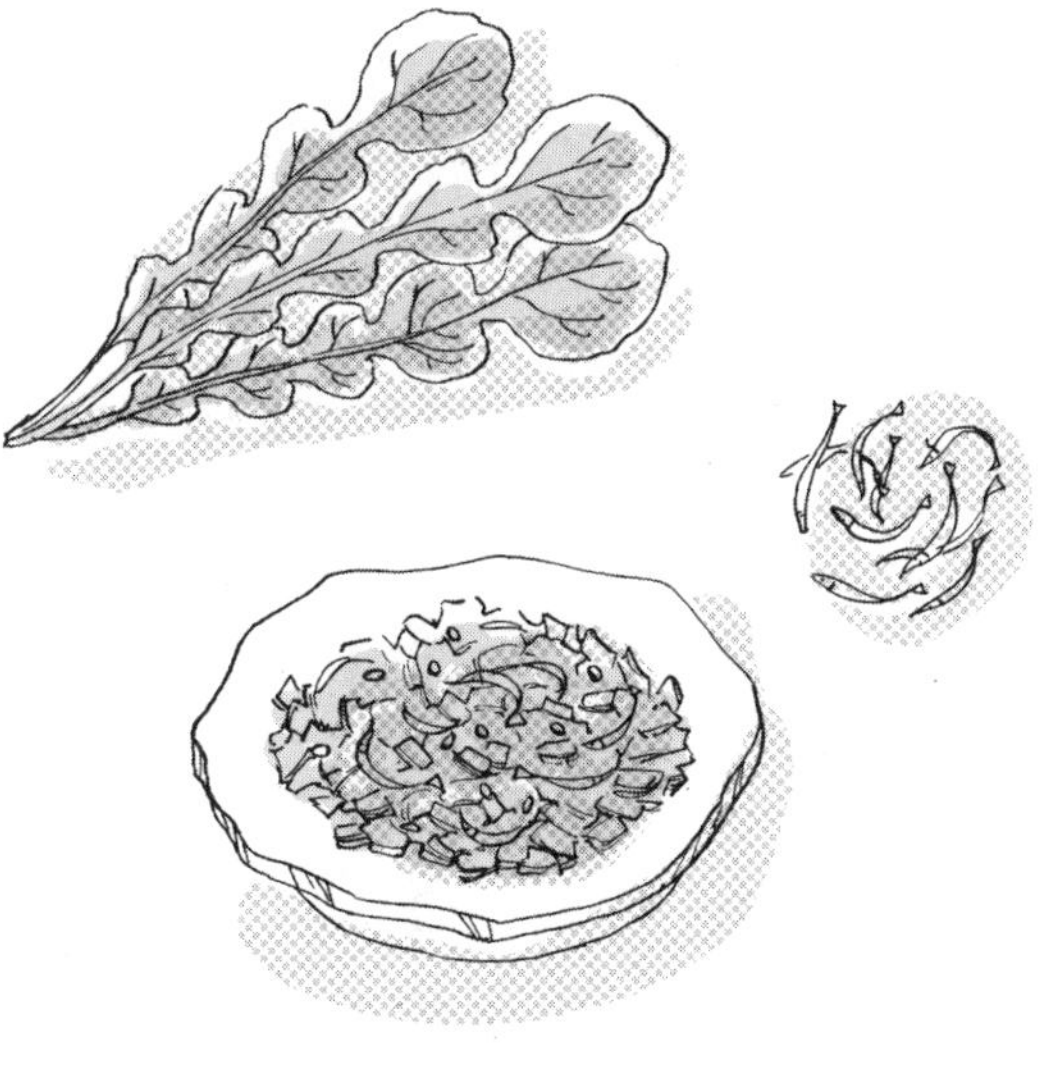

ホウレン草でヘルシー料理を二皿

ホウレン草もシュウ酸のアクが強いので、生で食べるのは向いていません。前述したように、熱湯にさっとくぐらせてアクを取り、おひたしにして食べましょう。

ふろふき大根と違って、水から炊いたりはしません。そうすると、分解酵素が活性化して、ビタミンが分解されてしまうからです。

熱湯にくぐらせたら、ビタミンがなくならないよう、すぐに冷水のなかに通します。

さて、そのあと、絞ると緑色の粘液が出てきます。これをビタミンだと思ってあまり絞りたがらない人がいますが、これこそがシュウ酸の正体です。

強く絞った後にダシ汁のなかに入れると、スポンジが水を吸うようにダシを吸い込み、浸(ひた)された状態になります。

「おひたし」と呼ぶのはそのためであって、グダグダに炊いたホウレン草に醤油と鰹節(かつおぶし)を振りかけたものをいうのではありません。

赤い色をした根の部分については、捨てる人が多いと思いますが、じつはでんぷんが多いため、甘みがあって美味しい場所です。

歯ブラシなどを使って土をよく洗い流したあと、水から炊くと甘みが出てきます。カラシ和(あ)えにすれば酒の肴(さかな)になりますね。こうした工夫をすると、一つの野菜から料理が二品でき

レシピ ⑪

ホウレン草のおひたし

【材料】（２人分）

ホウレン草（１束）
ダシ汁（カップ½）
塩、みりん、醤油、鰹節（各適量）

【メモ】

鰹節をかけて食べましょう。小松菜や水菜などでも美味しく作れます

【作り方】

1　ホウレン草の根の部分を２～３㎝ほど切り落とす

2　塩をひとつまみ加えた熱湯にさっとくぐらせ、冷水につける

3　水けをしっかり絞ってから、３～４㎝の長さに切る

4　ダシ汁、煮切ったみりん、醤油を混ぜ合わせたボウルにホウレン草を浸し、食べる直前まで冷蔵庫で冷やしておく

5　軽く汁けを絞って器に盛り、浸していた汁を上からひたひたになるまでかけて、鰹節をのせる

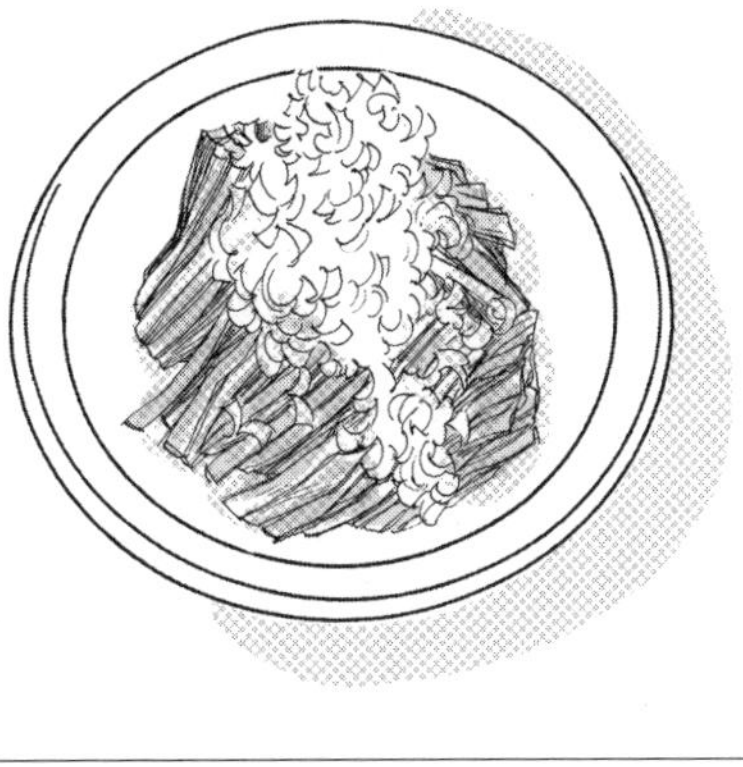

て、しかも完全栄養が摂取できることになります。

小雪さんも絶賛したニンジン料理

続いてニンジンの料理法ですが、根の部分は煮物や炒め物に幅広く使われていますが、葉が利用されることはほとんどありません。

しかし、私が女性にふるまった手料理で一番感動されたのが、ニンジンの葉の天ぷらです。その女性とは、女優の小雪さん。家族ぐるみでおつきあいしているのですが、「とても美味しい！」と感動されていました。

ニンジンの葉には、アゲハの幼虫しかつきません。モンシロチョウなどのアオムシは、ニンジンの葉に含まれているシュウ酸を吸収できないためです。

虫がつかないくらいですから、アクがとても強く、そのままではとても食べられませんが、アクが強いものを美味しく料理する方法が二つあります。

最も簡単なのは天ぷらにすること。天ぷらにするとアクが油で包まれるので、苦みを感じません。また、水分の少ないキノコのような材料のほうが、カラッと美味しく揚がります。

ニンジンの葉も、とても水分が少ないので、私は、天ぷらに一番適しているのはニンジンの葉ではないかとさえ思っています。あまり知られていませんが、それくらい美味しいのです。

レシピ⑫

ニンジン葉の天ぷら

【材料】（２人分）

ニンジンの葉（½束）
市販の天ぷら粉
水
揚げ油（適量）
塩（少量）

【作り方】

1　市販の天ぷら粉に水を加えよくかき混ぜる

2　10㎝ほどにカットしたニンジンの葉に衣をつけ、180℃に熱した揚げ油でカリッと揚げる

【メモ】

塩をあまりつけずに食べるのがおすすめです

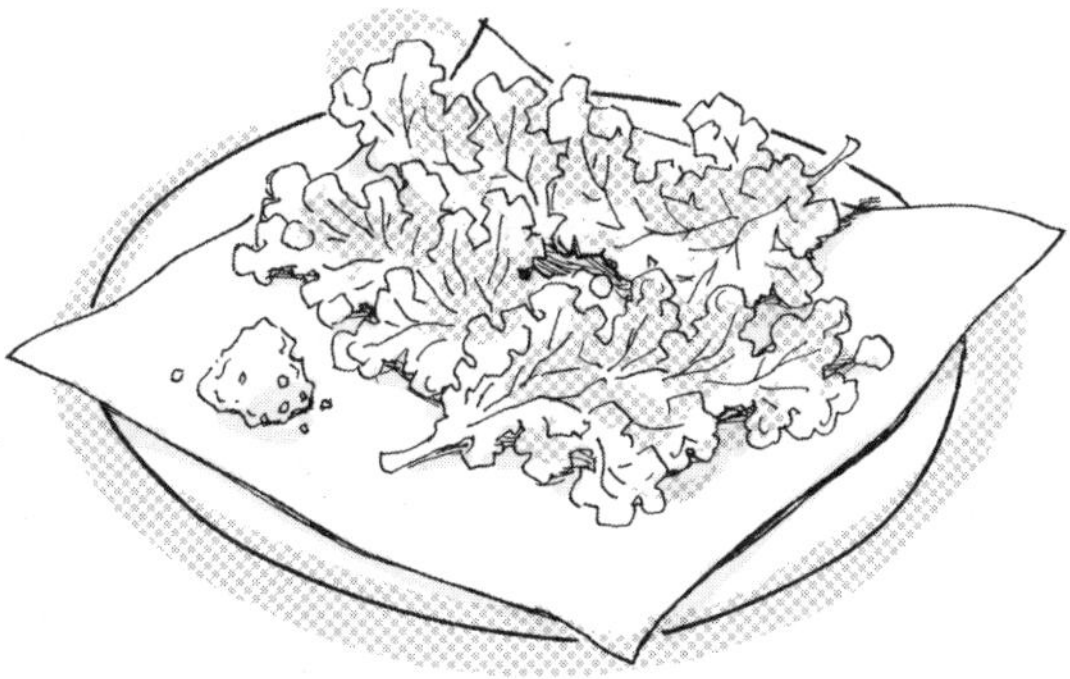

作り方も、市販の天ぷら粉を使えば、とても簡単です。

小麦粉から作ろうとすると、水の温度やかき混ぜ方を気にしないと、衣がベトついて、カラッと揚がりません。美味しく揚げるには、それなりのテクニックが必要。その点、市販の天ぷら粉ならば、いくら混ぜても、室温で温まってしまっても、ちゃんとカラッと揚がるようにできています。

コツとなるのは、少量の天ぷら粉に、少し多めの水を入れ、水っぽい衣を作ること。そのなかに食べやすい大きさにカットしたニンジンの葉を入れて揚げると、カリカリの見事な食感を味わうことができます。

葉が油の粒子(りゅうし)に包まれることで、アクも和(やわ)らぎ、消化管を傷つけられてしまうこともありません。

このほかにも、キムチの具として使うこともおすすめです。ニンジンの葉の特有の香りは、キムチに加えるととても引き立つはずです。

ゴボウは意外な万能野菜

野菜の皮にポリフェノールがたくさん含まれていることはお話ししてきましたが、過酷な環境で育っているものほど豊富な傾向にあります。そうした豊富なポリフェノールが含まれる野菜の代表が、ゴボウです。

その証拠に、土のなかにはカビや細菌がウヨウヨしているにもかかわらず、ゴボウは腐ることがありません。それだけ強い防菌効果を持っているのです。

ゴボウに含まれるポリフェノールはサポニンと呼ばれますが、サポニンの「サポ」はシャボンの「シャボ」と同じ。つまり、脂を落とすのに欠かせない優れた界面活性作用があるということです。

土のなかの細菌も単細胞生物ですから、周囲はコレステロールでできた細胞膜で覆われています。この脂の膜を、サポニンの界面活性作用が中和し、分解することによって、殺菌作用が発揮されるのです。

こうしたゴボウを食べるということは、腸内の脂肪分が中和されることを意味します。また血中の悪玉コレステロールも、サポニンによって吸着・排泄されてしまいます。

つまり、ゴボウを食べることで、ダイエットはもちろんのこと、高脂血症や動脈硬化の改善にも効果が期待できるのです。

またゴボウには、イヌリンという水溶性の食物繊維も含まれています。

このイヌリンの優れているところは、その並はずれた吸水力にあります。ゴボウが、涸れた大地のなかでも、わずかな水分を吸収し、根のなかに蓄えることができるのも、吸水性ポリマーとも呼ばれるイヌリンの働きによるところが大きいのです。

当然、こうしたゴボウを摂れば、腸内の便が水で潤(うるお)され、お通じがスムーズになるため、便秘が治り、悪玉菌の繁殖を抑えることができます。また、体の余分な水分を吸い取ってくれるため、むくみの改善にも効果的でしょう。

これだけではありません。朝鮮人参に含まれる成分（ジンセノイド）と同等の効果があるサポニンも含まれているため、滋養強壮にも役立ちます。安価なゴボウを摂るだけでも、十分に朝鮮人参の代わりになるのです。

さて、前置きが長くなってしまいましたが、こうした多岐にわたる薬効が期待できるゴボウを、どのように料理したらいいのか？

さっと炒めてきんぴらにしたり、ゆでてサラダにしたりしても構いませんが、一番のおすすめは、やはり「ゴボウ茶」でしょう。

ゴボウはもともと漢方薬として輸入されたもので、右に挙げた薬効のほかに、アレルギーや慢性の皮膚炎・気管支炎に効果があるとされてきました。しかも、緑茶などのようにカフエインが含まれていません。

お子さんが飲めば、アトピーなどの皮膚炎、蕁麻疹、喘息が快方に向かい、夜もぐっすり眠れるようになり、お姉さんが飲めば、冷えやむくみを取ってくれます。

そして、お母さんが飲めばダイエットになり、肌を美しく。お父さんが飲めば、メタボやガンの予防になります。また、おじいさん、おばあさんが飲めば、老化・感染症の予防になるでしょう。

レシピ ⑬

ナグモ式ゴボウ茶

【材料】（2人分）

ゴボウ（1本）

【メモ】

残ったゴボウは、密閉できるポリ袋に入れて保存し、2～3日で使い切ってください

【作り方】

1　泥つきのゴボウをたわしを使ってよく洗い、泥を落とす

2　ゴボウを皮ごとピーラーでささがきにする（水にさらさない）

3　そのまま天日で半日ほど干す（水にさらさずに干すこと）

4　干したゴボウを、フライパンで、カラカラになって色づくまで十分に炒(い)ればできあがり！

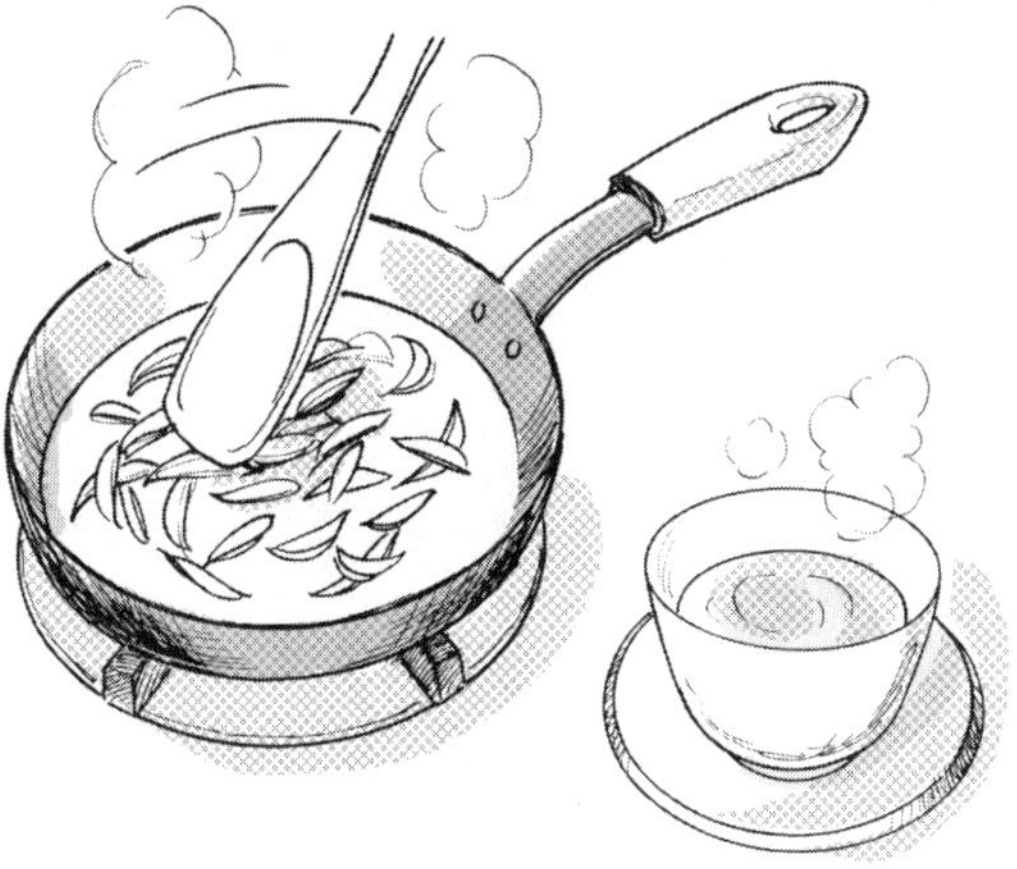

レシピ⑭
鶏ゴボウごはん

【材料】（1人分）

ゴボウ茶（適量）
コメ（1合）
鶏もも肉（50g）
ニンジン（30g）
みつ葉（適量）
オリーブ油、塩（各適量）
酒、みりん（各大さじ1）、醤油（小さじ2）

【作り方】

1　フライパンに鶏肉を入れ、オリーブ油で炒める

2　色が変わったら、酒、みりん、醤油を加えて、味をからめる

3　炊飯器にひと口大に切った2の鶏肉、コメ、ゴボウ茶、細切りにしたニンジン、塩を入れ、目盛りの分量まで水を入れて炊く

4　炊き上がったら、みつ葉を刻んで、のせて飾る

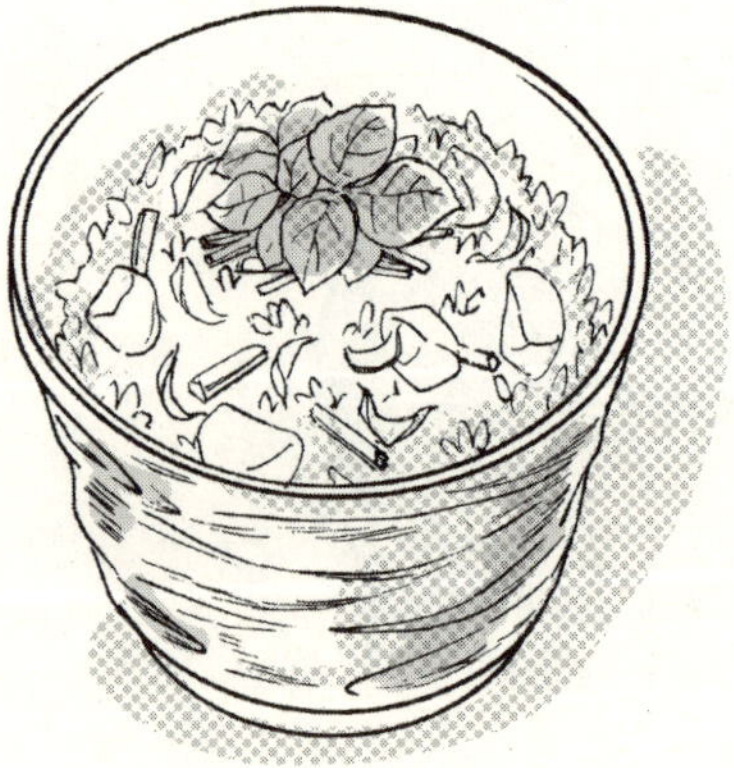

このように、家族全員で飲めるのがゴボウ茶の特徴です。

作り置きができるので、仕事の合間などにこまめに飲むようにすることで、こうした薬効を存分に味わうことができるはずです。

また、ゴボウ茶を利用した「鶏ゴボウごはん」もおすすめです。

味噌汁は前の晩に仕込む

食生活を改善していくには、家で食事をする回数を増やすことが望ましいのですが、料理に慣れていないと、冷蔵庫の野菜を腐らせてしまうことになります。そのため、ここでは、残った野菜を有効活用する簡単なレシピを紹介していきましょう。

まずは基本中の基本である味噌汁から。

私は、独身のあまり料理をしない人に対しては、最低限、ごはんを炊いて味噌汁を作る習慣をつけることをすすめています。これにおかずを一品加えれば、「一汁一菜」という食事の土台ができあがるからです。

味噌汁に関しては、冷蔵庫のなかにある野菜であれば何を使っても構いませんが、いちばんオーソドックスなのは、やはりジャガイモとタマネギの組み合わせでしょう。

ジャガイモは皮ごと、タマネギは薄皮を剝いてからザク切りにして、水炊きにすると、でんぷんが糖に変わってすごく甘みが出ます。

レシピ ⑮

基本の味噌汁

【材料】（２人分）

ジャガイモ（１個）
タマネギ（½個）
味噌、ダシの素（各適量）

【作り方】

1　ジャガイモは皮ごと、タマネギは薄皮をむいてから、ザク切りにして水炊きにする

2　ひと晩置いて翌朝に加熱し、味噌を溶いたらできあがり！

【メモ】

ダシは、いりこ、昆布、椎茸などを使うのが理想。市販のダシの素でも構いません

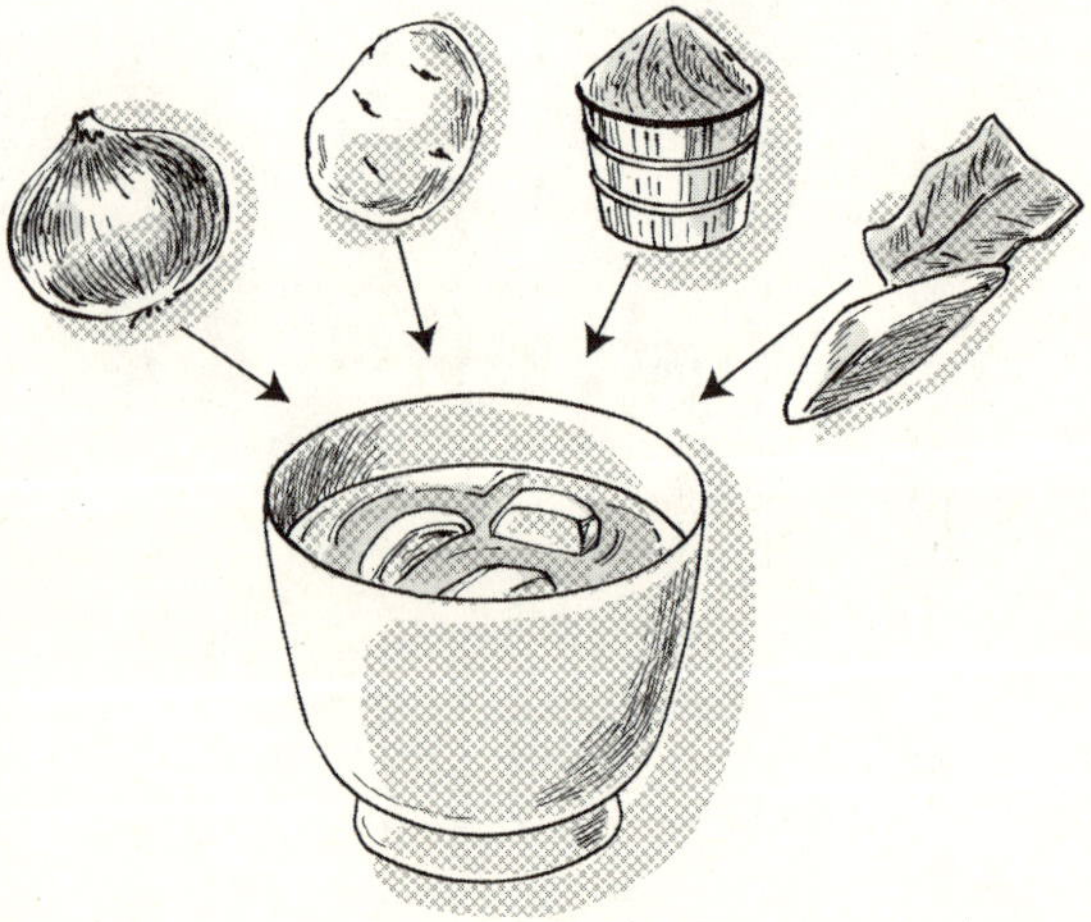

レシピ ⑯

残り野菜のミネストローネ

【材料】（２人分）

タマネギ（½個）
セロリ（⅓本）
ニンジン（¼本）
ゴボウ（¼本）
トマト（１個）
押し麦（30ｇ）
オリーブ油、コンソメスープの素、塩、胡椒（各適量）

【メモ】

冷蔵庫の残り野菜を使って自由に作りましょう

【作り方】

1　タマネギ、セロリはみじん切り、トマトはザク切り（缶詰でも可）、ニンジンとゴボウは皮ごと１㎝角にカットする

2　鍋にオリーブ油を引いて火にかけ、１のタマネギ、セロリを炒める

3　火が通ったところで、１のニンジン、ゴボウを加え、つやが出るまで炒める

4　水とコンソメスープの素、１のトマトのザク切りを加え、煮立ったら押し麦を加える

5　押し麦がやわらかくなってきたら、塩と胡椒で味つけをして、できあがり！

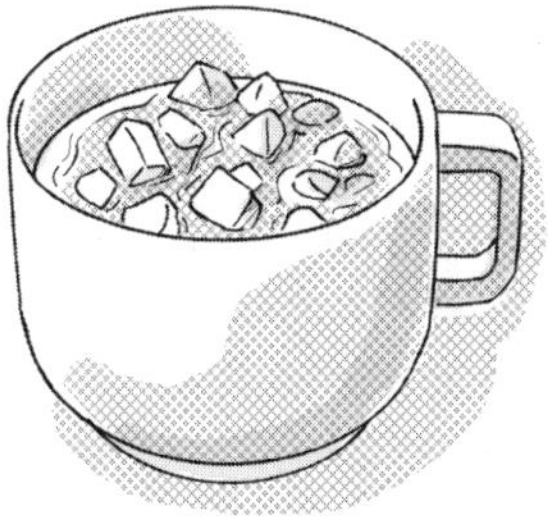

できれば、これを前日の晩に作っておき、朝になったら味噌を入れて味噌汁にしましょう。甘みが十分に出ているので、ダシは少量でも済みます。

ダシは、いりこ、昆布、干椎茸(ほししいたけ)などを使うのが理想です。ただ、味噌は熟成された質のいいものを使ったほうが、発酵食品としての効果が得られやすくなります。

同様に、冷蔵庫の残り野菜を使って、ミネストローネを作ることもおすすめします。こちらは、野菜をカットして炒め、ザク切りにしたトマトを加えてからコトコトと煮るという手順になります。

煮立ったあとに押し麦を加えることで、スープにとろみが出て、味わいが深まります。一五分もあれば仕上がるでしょう。

会社に持参したい理想のおにぎり

忙しいときに簡単に作ることができ、しかも完全栄養が補給できる——そんな理想的な一品が、ナグモ式「スーパーライスボール」です。

まず炊飯器で、水をやや少なめにして、一合分の玄米ごはんを炊きます。

ボウルのなかにこの炊きたてのごはんを入れ、そこに梅肉、白ゴマ、塩昆布(または昆布の佃煮(つくだに))、シラス、桜エビなどを加えて、しゃもじでよくかき混ぜます。

この混ぜ合わせたごはんを、正方形に広げたラップの上に半合ずつ置き、四隅を持って茶(ちゃ)

巾のようにひねると、おにぎりのような形になりますね。

あとはポリ袋に入れ、カバンにしまって、普段よりも三〇分ほど早く出勤します。会社に着いたら、メールチェックをしたり、音楽を聴いたりしながら、そのおにぎりを一つ食べて、ゴボウ茶を一杯飲みます。

お昼もそのおにぎりをもう一つ食べて、ゴボウ茶を一杯飲む。通常のサラリーマンのデスクワークなら、それで十分でしょう。

もちろん、お腹がグーッと鳴らないときは、食べずに家に持ち帰り、夜食べる——そんな感じでもいいと思います。

空腹を感じることの心地よさがわかるようになってきたら、夕飯まで、このおにぎり程度でも問題なく過ごせるようになります。本書の私のアドバイスを参考にしながら、自分なりに取り入れてみてください。

また休日など、調理をする時間のあるときは、南雲家の定番メニューでもある「じゃこときんぴら混ぜごはん」「玄米納豆チャーハン」など、ごはんを使った軽食メニューを作ることをおすすめします。

レシピ ⑰

スーパーライスボール

【材料】（２人分）

玄米ごはん（１合）
梅肉、白ゴマ、塩昆布（または昆布の佃煮）、青菜のふりかけ、桜エビなど（各適量）

【メモ】

朝の出勤前に作って、会社で弁当代わりに食べましょう

【作り方】

1　白ゴマ、桜エビ、シラスをフライパンで乾煎りにする

2　ボウルに玄米ごはんを入れ、１と梅肉を皮ごときざんだもの、塩昆布を入れ、よく混ぜる

3　20～30㎝四方のラップを２枚広げ、それぞれにごはんを半合ずつのせる

4　ラップを茶巾のように絞って、おにぎり状にしたら、できあがり！

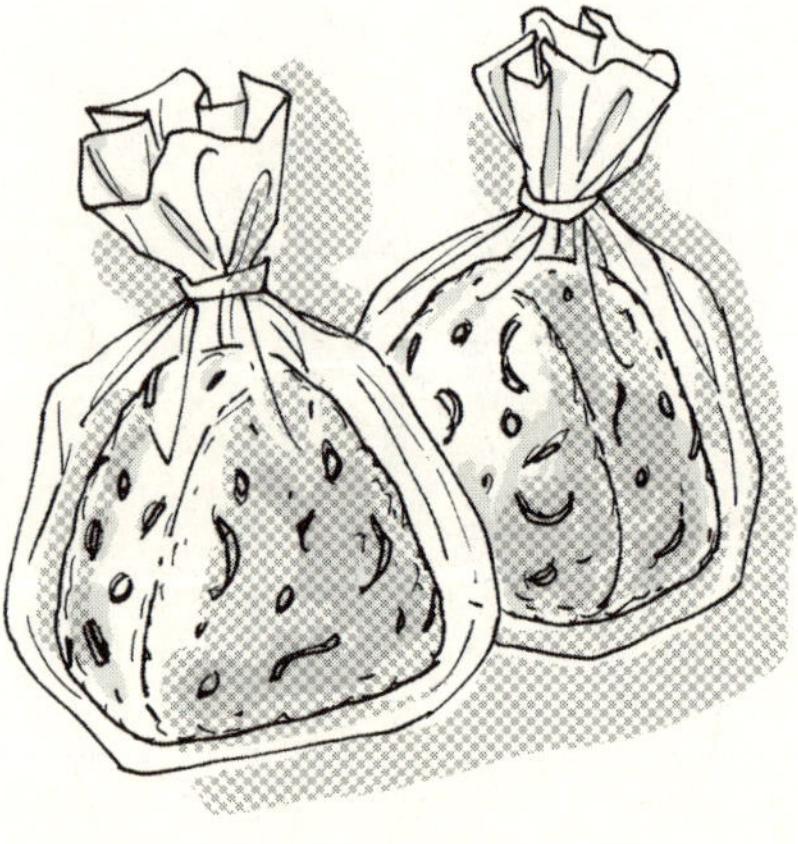

レシピ ⑱

じゃことさんぴら混ぜごはん

【材料】（１人分）

ゴボウ（⅓本）
ニンジン（¼本）
生姜（しょうが）（½かけ）
絹さや（４枚）
ちりめんじゃこ（適量）
ゴマ油（大さじ½）、醤油、酒（各大さじ１）、みりん（小さじ２）
玄米ごはん（１合）
いり白ゴマ（大さじ１）

【作り方】

1　ゴボウは皮つきのまま、ささがきに、ニンジン、生姜はせん切りにする。絹さやは筋を取って、斜めに細切りにする

2　鍋にゴマ油と１の生姜を入れ、ゴボウ、ニンジン、じゃこを加えて炒めたあと、さらに醤油、酒、みりんを加えて、汁けがなくなるまで炒め煮にする

3　最後に１の絹さやを加えて、サッと混ぜ合わせる

4　温かい玄米ごはんに、３の具と、いりゴマを混ぜれば、できあがり！

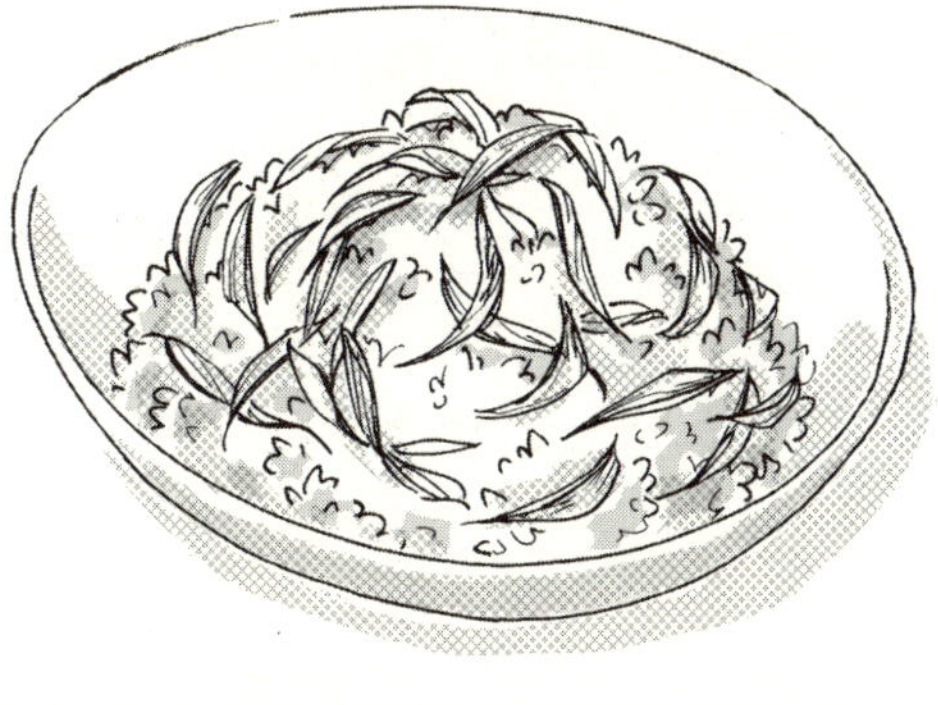

レシピ⑲

玄米納豆チャーハン

【材料】（1人分）

納豆（1パック）
生姜（½かけ）
ゴマ油（適量）
玄米ごはん（1合）
万能ネギ、桜エビ（各適量）
塩、胡椒（各少量）

【作り方】

1　納豆に付属のダシ醤油を加えて、よく混ぜておく

2　万能ねぎは1㎝幅の小口切りに、生姜はみじん切りにする

3　フライパンにゴマ油と2の生姜を入れて、1の納豆と温かい玄米ごはんを加えて、ほぐしながら炒める

4　2の万能ネギと桜エビを混ぜ合わせ、塩、胡椒で味を調（ととの）えて、できあがり！

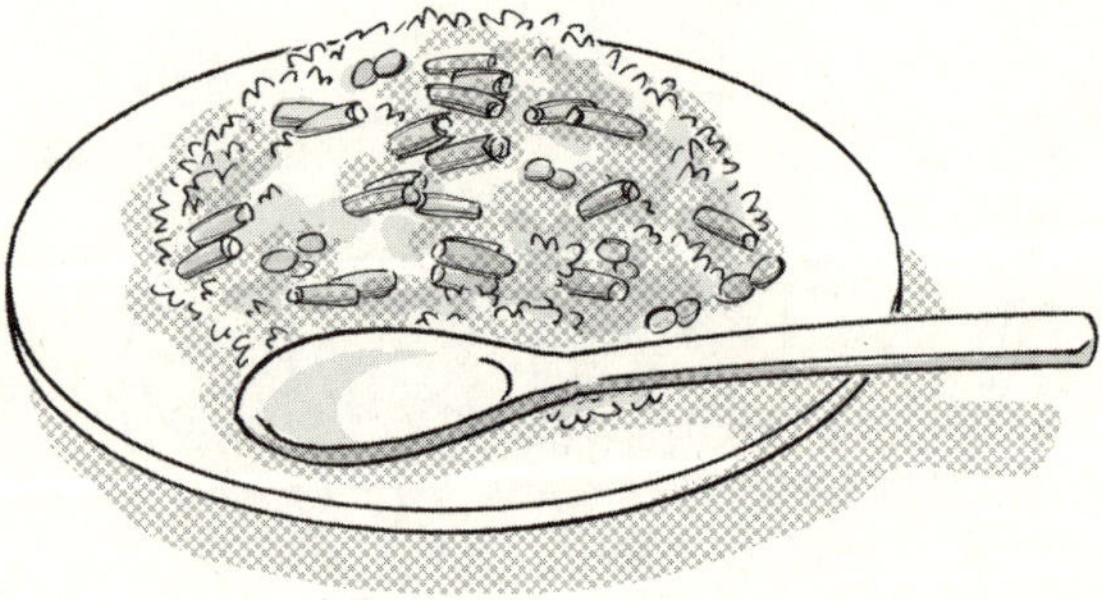

ジュースは皮ごとが鉄則

完全栄養を摂るレシピとしては、128ページで紹介したように、朝の時間帯に野菜や果物を皮ごとジュースにして摂るのもおすすめできます。

野菜や果物のジュースというと、ジューサーを使う人がいると思いますが、これでは皮の部分に含まれるポリフェノールや食物繊維などが捨てられてしまいます。それでは糖質だけ飲んでいるようなものですね。

そこで、ジュースで完全栄養を摂りたい人は、ぜひミキサーを使ってください。

材料は、ニンジン、リンゴ、小松菜などを基本に、好みのものを入れて構いません。もちろん、皮ごとであることが原則です。

ちなみに、こうしたジュースに、オリーブ油、塩、胡椒、つなぎの食パンを加えてミキサーで攪拌（かくはん）し、好みでタバスコをたらして食べるのが、スペインの伝統料理である「ガスパチョ」という冷製スープです。

ガスパチョを作る場合、トマト、キュウリ、ピーマン、ニンニクなどを材料にするといいでしょう。ニンニクは丸のままミキサーにかけて、空気に触れ酸化しなければ、加熱しなくても、臭いはきつくなりません。

また、和風のガスパチョと呼んでもいい「冷（ひ）や汁（じる）」や山形の「だし」も、完全栄養の補給

レシピ ⑳

ナグモ式ガスパチョ

【材料】（２人分）

トマト（１個）
キュウリ（１本）
ピーマン（１個）
ニンニク（１かけ）
食パン（１枚）
水（100ml）
塩、胡椒、オリーブ油（各適量）
タバスコ（適宜）

【作り方】

1　トマト、キュウリ、ピーマン、ニンニク、ちぎった食パンを、そのままミキサーに入れる

2　水、塩、胡椒、オリーブ油を適量加え、味を調える

3　攪拌し、冷蔵庫で冷やしたら、できあがり！

【メモ】

好みでタバスコをかけて食べましょう

ニンニクは丸のままミキサーにかければ、臭いはきつくなりません

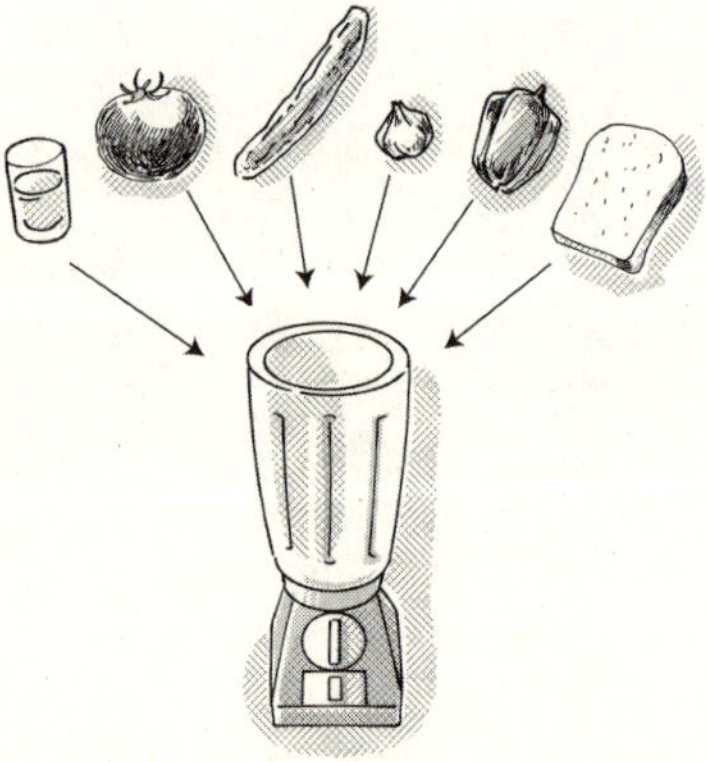

レシピ㉑
冷や汁

【材料】（2人分）

アジの干物（1枚）

キュウリ（1本）

ミョウガ（2個）

オクラ（3本）

青ジソ（3枚）

いり白ゴマ（大さじ3）

味噌（大さじ3）、冷たいダシ汁（カップ2）

【作り方】

1　アジの干物を焼き、骨を取り除く

2　ミキサーにゴマを入れてよくすり、1のほぐしたアジと味噌を加えて、さらにすり合わせ、冷たいダシ汁を注いでのばしたら、器に移す

3　小口切りにしたキュウリとオクラを加えて混ぜ、冷蔵庫で食べる直前まで冷やす

4　器に盛って、せん切りのミョウガと青ジソをのせて、できあがり！

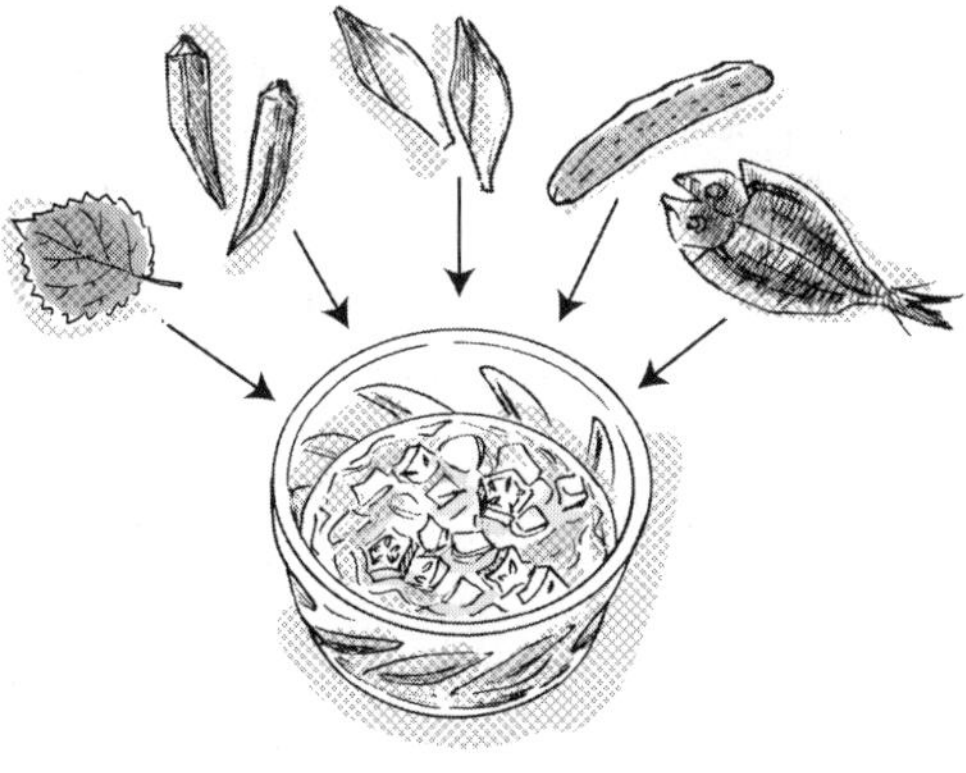

レシピ ㉒

山形の「だし」

【材料】（1人分）

キュウリ（1本）

ナス（1本）

長ネギ（½本）

ミョウガ（2個）、青ジソ（5枚）

生姜（1かけ）

がごめ昆布（乾燥したもの6g）

ダシ汁（適量）

醤油（大さじ1）、酢（適量）

【作り方】

1　キュウリ、ナスは細かい角切りに、長ネギ、ミョウガ、青ジソ、生姜はみじん切りにする

2　器に1、かごめ昆布を入れて、適量のダシ汁でのばし、醤油、酢で味を調えたら、冷蔵庫で冷やす

【メモ】

半日〜1日ほど置くと、味がなじんで、美味しくなります

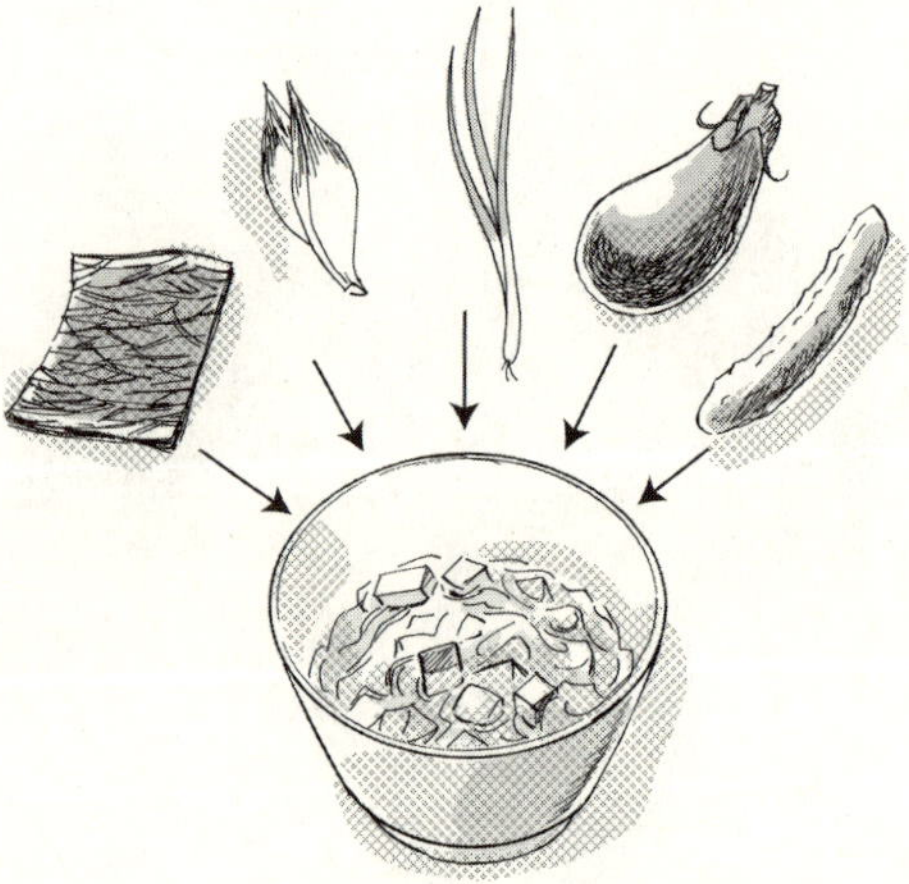

源として、おすすめしたいレシピです。

こちらも簡単に作れますから、ぜひ試してみてください。

「味をきく」とは何か

さて、ナグモ式のレシピを見て気づいたことはありませんか？ そうです、調味料の量が「少量」とか「適量」とかしか書いていない点です。

レシピに調味料の量を「大さじ何杯」「小さじ何杯」と記載するようになったのは、女子栄養大学の創始者で栄養学者の香川綾（かがわあや）が「計量スプーン」を発明して以来のことです。

確かに初めて作る料理の場合、ある程度の「数値目標」がないと不安でしょう。また、チェーン店などの場合、どこの誰が作っても同じ味にするために、火力は何ワットで何秒、塩は何グラムと規定することも必要でしょう。

しかし、家庭の味はそうした数値によって規定されてはいけません。皆さんが自分の舌で加減すべきなのです。なぜでしょう？

皆さんの体は細胞でできています。そもそも地球上の生命体は太古の海で生まれました。最初は、海中の分子が化学結合してできた「糖」と「リン酸」と「塩基」から「ＤＮＡ」が形作られ、その塩基配列が「遺伝子」としての意味を持つようになり、タンパク質を合成するようになりました。

この時点ではまだ生命とは呼べません。しかし、裸のまま海中を漂っているのでは壊れやすいので、脂質（コレステロール）による膜によって海水ごと取り囲まれるようになりました。イクラのようなものができたのです。これが「細胞」で、生命の誕生です。

つまり、私たちの体の細胞には、太古の海と同じ塩分が含まれているのです（現在の海は岩塩の流入でだいぶしょっぱくなってしまいました）。

料理を作るときは、まず熱を通して毒を消し、でんぷんを糖に変え、食べやすくします。そして、最後に塩を加えながら「味きき」をします。

味ききは誰に聞くのでしょう？　料理長にでしょうか？　いいえ、自分の舌、自分の体、自分の細胞に聞くのです。

あなたの細胞内液よりも濃ければ「しょっぱく」感じます。しょっぱいものを摂ると、浸透圧によって細胞内の水分が失われ、「疲労」を感じます。

レストランなどで料理を美味しく感じさせようと思えば、味を濃くします。塩や砂糖や化学調味料は、脳の喜ぶ麻薬系の食物だからです。しかし、こういう外食を食べると、体は悲鳴を上げています。

日本人の塩分必要量は一日一・五グラムなのに、外食を摂ると一五グラムもの塩分が体に流れ込むのです。

ですから、ほとんど味を感じないぐらいの塩分量が適量なのです。

さらに、家族一人ひとりの日中の活動量、塩分の喪失量に合わせて加減をします。これを「塩梅」というのです。家族の体を気づかう母の愛情が仕上げ。そのことを知ってもらいたくて、私のレシピには調味料の量が記載されていないのです。

残ったすき焼きの意外な利用法

おでんを食べるとき、私はスジやコブよりもダイコンやハンペンを好んで食べます。スジやコブは味を出すほうですが、ダイコンやハンペンは味を吸うほうだからです。

鍋を食べるときは、具よりもスープに滋養(じよう)があります。

そこでスープを最後の一滴まで摂るレシピをご紹介しましょう。

たとえば、家族が「すき焼きを食べたい」とリクエストしてきたら、子供たちには肉をたくさん食べさせ、自分は野菜や豆腐を中心に食べるようにします。

でも最後には、豆腐、しらたき、肉のクズなどが残りますね。そうしたスープをどう利用していますか？　うどんを加える人もいますが、甘くておいしくありません。

私はここでおからを入れます。

スープを沸騰させてから、おからを入れ、しょっぱければ、さらにおからを入れてください。水分が少なくなるまで炊いて一晩置いておけば、おからが全部汁を吸ってくれます。そう、すき焼きの汁の甘みがうまく浸(し)み込み、残りの具材も混ざり込んだ最高のおからが、と

レシピ ㉓

すき焼きおから

【材料】（２人分）

すき焼きの残りスープ

おから（適量）

【作り方】

1　すき焼きの食後、汁や少量の具が残った鍋を一煮立ちさせ、おからを加える

2　弱火でよく混ぜ、ひと晩置けば、絶品おからのできあがり！

【メモ】

ごちそう（すき焼き）の翌日は、ヘルシーなおからをいただきましょう！

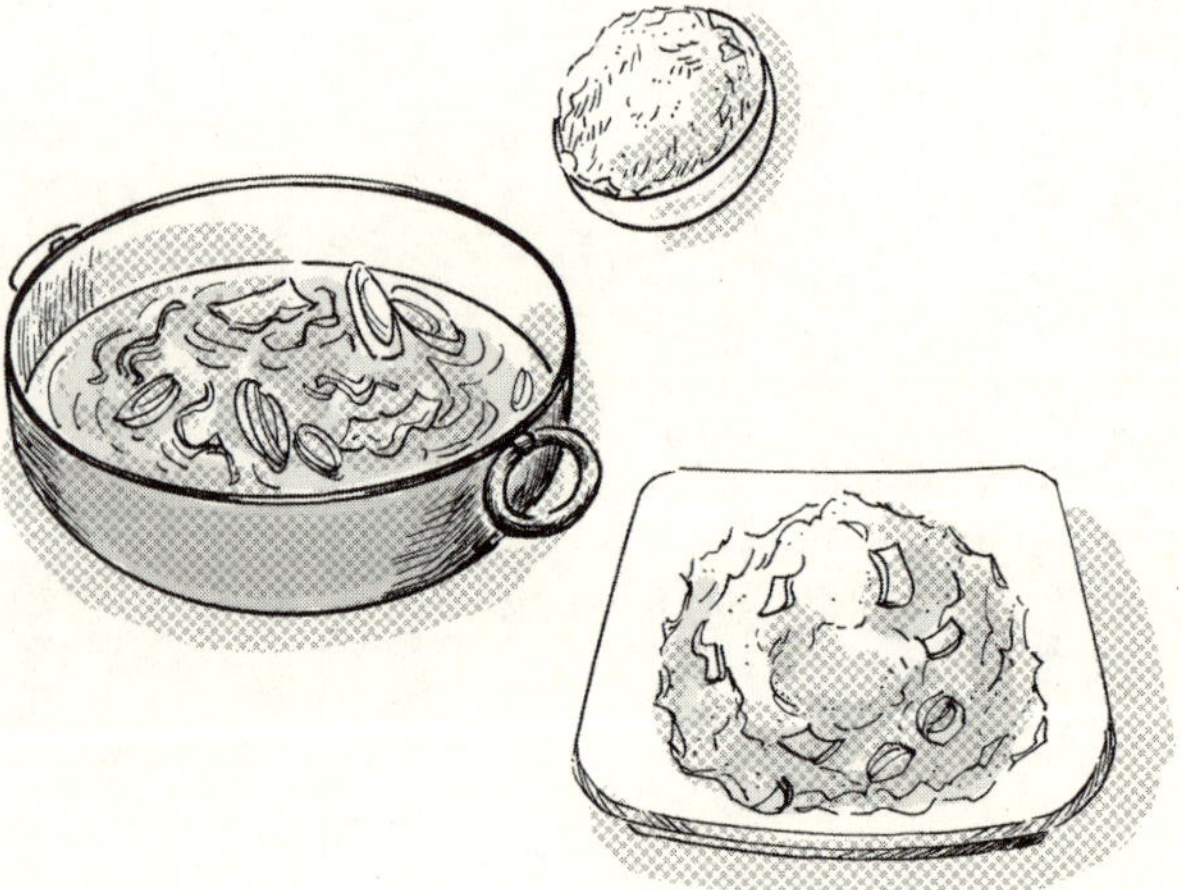

ても簡単にできるのです。

肉を食べた翌日は、このおからをおかずにすれば、ごはんと味噌汁を作るだけで、ヘルシーな和食を摂ることができるでしょう。

シンプルではありますが、とてもぜいたくなごちそうです。

鍋料理のエキスもすべて使う

続いて紹介するのも、鍋料理の残りを利用した絶品レシピです。今度は、モツ鍋や海鮮鍋を食べた日をイメージしながら話を進めていきましょう。

鍋の具材がなくなってきたら、通常は麺を入れたり、ごはんを入れて雑炊（ぞうすい）にしたりすることが多いと思いますが、それでは少々当たり前すぎます。

まず、鍋の具材を網杓子（あみじゃくし）などですべて引き上げ、残った汁を強火で煮込み、煮立ってきたところにゴマ油を多めに加えて、キャラメル色になるまで煮詰めます。

この間に生卵を割って、黄身をつぶさないように白身だけをよくかき混ぜていきましょう。そして、白身がフワフワに膨（ふく）らんできたら、最後に黄身をつぶしてスフレ状にします。

これらの準備が整ったら、キャラメル色になった鍋のなかにごはんを入れ、しばらくかき混ぜると、チャーハンのような状態になります。

そこに卵を入れてさらにかき混ぜ蓋（ふた）をします。そうすると、なかで卵が膨らんで、蒸しパ

レシピ ㉔

鍋エキスチャーハン

【材料】（2人分）

鍋物の残り汁（適量）

ゴマ油（カップ⅓）

ごはん（どんぶり1杯）

卵（2個）

きざみネギ（適量）

【メモ】

鍋物のシメにいただく絶品チャーハン。鍋のエキスも残らず活用できます

【作り方】

1 鍋物を食べたあと、具をすべて出し、残った汁を強火で煮詰める

2 汁が濃縮されてきたら、ゴマ油を加える

3 よく混ぜて、キャラメル状になってきたら、ごはんを加え、さらに混ぜる

4 生卵をよくかき混ぜ、スフレ状にする

5 鍋に、スフレ状の生卵を入れて一瞬かき混ぜたら、すぐに蓋をして、1～2分蒸す

6 きざみネギを振ったら、できあがり！

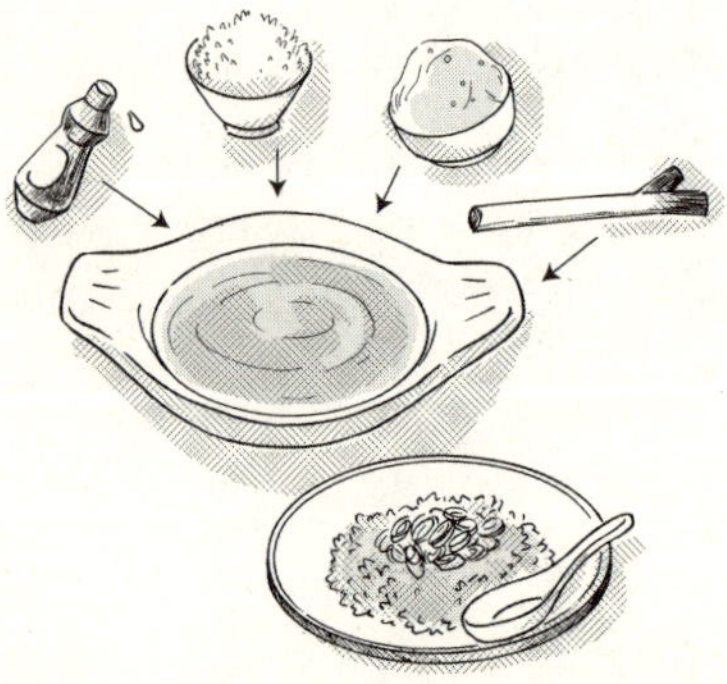

ンのような状態になります。

鍋のシメとしては、これ以上にないくらい最高においしい一品です。

鍋のエキスまですべて余すところなく食べるという点では、完全栄養メニューと呼んでもいいかもしれません。

「韓国風手巻き寿司」も超美味

最後にもう一つ、私の大好物である「韓国風手巻き寿司」も紹介しましょう。

まず、サンチュというサニーレタスを小ぶりにしたような野菜に、シソによく似たケンニム、ニンニクと青唐辛子のスライス、そしてごはん、アジのたたき、調味料としてはマクジャンという甘辛い味噌（なければコチュジャン）などを用意します。

ケンニムは、エゴマの葉でキムチ漬けになっているタイプでもいいでしょう。

ニンニクはスライスすると酸化して臭くなるので、水かゴマ油を入れた器のなかにスライスして落としてください。

また、アジのたたきの代わりに、刺身用に食べられる新鮮な白身の魚を買ってきて、三枚に下（お）ろして小骨ごとよくたたけば、釜山（プサン）の名物料理である「セゴシ」ができあがります。ひと手間かけてこのセゴシが作れたら、いうことはありません。

こうした材料が揃ったら、まずサンチュを一枚敷いて、その上に、ケンニム、玄米ごは

レシピ㉕

韓国風手巻き寿司

【材料】（2人分）

アジのたたき（2尾分）
サンチュ（適量）
玄米ごはん（1合）
ケンニム（4枚）
青唐辛子（1～2本）
ニンニク（1かけ）
マクジャン（適量）

【作り方】

1　サンチュの上にケンニム、ごはんをのせ、その上に、アジのたたき、薄切りにしたニンニク、青唐辛子、マクジャンを加えていく

2　サンチュで具を巻いて、できあがり！

【メモ】

ケンニムはエゴマの葉、マクジャンはコチュジャンで代用できます

市販のアジのたたきの代わりに、新鮮な白身の魚を三枚に下ろしてよくたたいて作った「セゴシ」が作れたら、いうことはありません

材料を揃えさえすれば、びっくりするくらい美味しい手巻き寿司が作れます

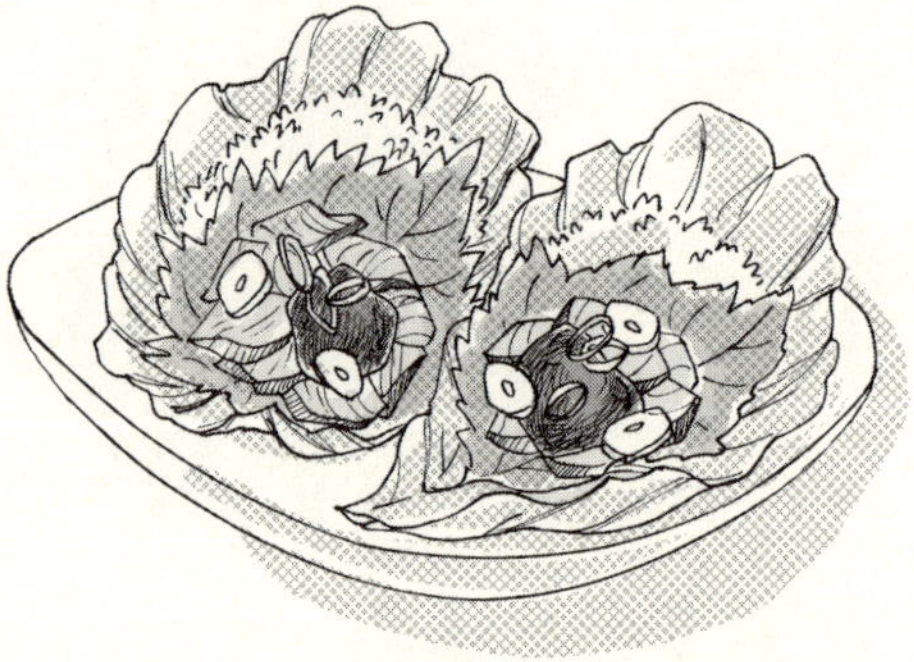

ん、アジのたたき（セゴシ）の順でのせていきます。そして、ニンニクと青唐辛子を一枚ずつ置き、最後にマクジャンをかけ、クルクルと巻いて食べる。

これが強烈にうまい！

こんなに美味しいものは、世の中にそうありません。

この章のまとめ

- 脳の喜ぶ「美味しいもの」を作ろうとするから、塩、砂糖、化学調味料といった「麻薬系」のものが増える。
- 調理とは、毒を消し、でんぷんを糖に変える作業である。
- 体と対話するため「味きき」をしながら調理する。
- 素材は丸ごといただき、スープの一滴も無駄にしない。

あとがき――「サーカディアンリズム・ダイエット」のすすめ

皆さんは食べることに熱心ですね。「一日三食」「好き嫌いなく」「残さずに」食べることを義務のように考えています。そして、テレビや雑誌で「体に良い」と紹介された食べ物をわれ先に買い求めます。

しかし、医師である私には、それが滑稽（こっけい）に思えてなりません。

・胃がもたれて食欲がないのに食べたほうが健康になるのか？
・体が毒だと本能的に感じても、好き嫌いなく食べるべきなのか？
・体が「これで適量」といっているのに、満腹になるまで食べなければならないのか？
・日常の生活習慣を改めず、何か一品、体に良いものを摂れば、健康になれるのか？

……こんな疑問が湧いてきませんか。

そして、「栄養は体に良い」という迷信です。どんなに良い栄養でも、体が必要としていなければ、体外に排出されるか、蓄積されて中毒を起こします。お腹が空いていないのに食べたものは、脂肪として蓄積されます。

――皆さんはそんな毎日を送っているのです。

・どんなに酸素が大切だといっても、一度息を吐かなければ、息は吸えません。
・どんなに勉強が大切だといっても、疑問や好奇心がなければ、頭に入りません。
・どんなに愛が大切だといっても、一度孤独になってみなければ、愛情のありがたさはわかりません。

……同じように、一度空腹を感じなければ、血となり肉となってはくれないのです。

すべてのことには「飢え」が必要です。飢えがあるから体に吸収されていくのです。世の中には「善玉」と「悪玉」と呼ばれるものがありますが、最初から悪玉であったわけではありません。必要があってこの世に存在しているのに、私たちの生活が間違っているために、悪玉に仕立て上げられてしまったのです。飢えから再出発すれば、悪玉は再び善玉となるでしょう。

また、世の中には「陽」と「陰」があります。昼は陽で夜は陰です。私たちの体も、毎日この陽と陰を繰り返しています。これを「サーカディアンリズム」、またの名を「日周リズム」といいます。

このリズムを作っているのは脳の「体内時計」で、体に指令を出しているのは「交感神経」と「副交感神経」という自律神経です。

交感神経が優位のときは食欲がなく、体の脂肪を分解する「脂肪（ケトン体）サイクル」が回って、エネルギーを作っています。

しかし、糖質食を摂ると、それを消化・吸収するために副交感神経が優位になって、「糖サイクル」が回り出します。糖サイクルが回っているときに脂肪は分解されず、糖がなくなると再び「脂肪サイクル」が回り始めます。

本来、日の出を拝むと体内時計がリセットされ、交感神経がオンになり、また悩から幸せホルモンの「セロトニン」が出て、日中「脂肪サイクル」を回しながらバリバリ仕事ができます。夕方の空腹時には、サーチュイン遺伝子が活性化し、成長ホルモンとアディポネクチンが分泌されて、体が若返ります。

また、日が暮れると脳から睡眠ホルモンの「メラトニン」が出て、食事によって副交感神経がオンになり、糖サイクルを回しながら、夜一〇時から夜中の二時までのゴールデンタイムに熟睡できます。このときも成長ホルモンが出て若返ります。

これがサーカディアンリズムなのです。しかし、皆さんの生活には、このリズムを狂わせる要因がたくさんあります。

・朝寝によって体内時計がリセットされない。
・昼間、糖質食を摂ることによって副交感神経を優位にしてしまい、眠くなる。また、糖サイクルが回るので、脂肪が分解されず、太る。さらに、すぐにお腹が空く。
・夕方、空腹を感じないので、体が若返らない。夜更かしすることによって、夜間、交感神経が優位になる。ゴールデンタイムに寝ないので、熟睡できず、体が若返らない。

つまり、昼夜逆転の「時差ボケ状態」なのです。そのために自律神経失調症となり、体の不調や疲れや肥満が生じる。これを改善するには、ナグモ式食事法「サーカディアンリズム・ダイエット」しかないのです。すなわち、以下のようなことです。

・朝日を拝んでセロトニン、朝昼抜いて（または低糖質食で）脂肪サイクル、仕事モードの交感神経、お腹グーッと鳴りゃ若返り。
・お日様暮れたらメラトニン、丸ごと食で糖サイクル、お休みモードの副交感神経、ぐっすり寝れば若返り。

さあ、これを壁に貼って、毎日唱和してください。心身のリズムが取り戻されれば、おもしろいように体が動きます。外観が若く美しくなります。そして人生が変わります。これが「50歳を超えても30代に見える食べ方」なのです。

二〇一二年七月

南雲吉則（なぐもよしのり）

南雲吉則

1955年、東京都に生まれる。医学博士。ナグモクリニック院長。1981年、東京慈恵会医科大学卒業。同年、東京女子医科大学形成外科入局。癌研究会附属病院外科医、東京慈恵会医科大学第一外科乳腺外来医長を歴任。東京慈恵会医科大学外科学第一講座非常勤講師、近畿大学医学部形成外科非常勤講師、韓国東亜医科大学客員教授、中国大連医科大学客員教授も務める。また、分かりやすい解説が大好評となり、テレビ番組に多数出演。

著書には、50万部のベストセラーになった『50歳を超えても30代に見える生き方』(講談社+α新書)、『「空腹」が人を健康にする』(サンマーク出版)などがある。

講談社+α新書 576-2 A

50歳を超えても30代に見える食べ方

南雲吉則

2012年7月20日第1刷発行

発行者──鈴木 哲
発行所──株式会社 講談社
東京都文京区音羽2-12-21 〒112-8001
電話 出版部(03)5395-3532
販売部(03)5395-5817
業務部(03)5395-3615
カバー写真──西村一光
デザイン──鈴木成一デザイン室
カバー印刷──共同印刷株式会社
印刷──慶昌堂印刷株式会社
製本──牧製本印刷株式会社

定価はカバーに表示してあります。

落丁本・乱丁本は購入書店名を明記のうえ、小社業務部あてにお送りください。

送料は小社負担にてお取り替えします。

なお、この本の内容についてのお問い合わせは生活文化第三出版部あてにお願いいたします。


ISBN978-4-06-272762-4

講談社＋α新書

地名に隠された「東京津波」	谷川彰英	大地震で津波が来たら、東京の半分は浸水？古地図が明らかにする都心の水の危険度	838円	580-1 C
遺伝子検査からはじまる オーダーメイドがん治療の時代	加藤洋一	がん細胞の遺伝子情報がわかれば、患者ひとりひとりに最高の「免疫治療」が可能になる！	838円	581-1 B
最後に残るのは、身体だけ 自分を見つめなおす「整体の智恵」	三枝龍生	生誕100年！ 野口晴哉が教えてくれる、自分の身体からの「声」に耳を傾ける方法	838円	582-1 A
口ぐせダイエット 脂肪が逃げ出す「ゼロ円」メソッド	佐藤富雄	80歳で仕事に趣味に恋愛に現役真っ只中の著者が40代で人生を変えた秘密の方法、一挙公開!!	800円	584-1 B
妊活バイブル 晩婚・少子化時代に生きる女のライフプランニング	齊藤英和 白河桃子	授かるのを待つ時代は終わった！ 結婚、妊娠、出産——いつかは産みたい女性の必読本	838円	585-1 B
We are 宇宙兄弟 宇宙飛行士の底力	モーニング編集部 門倉紫麻	日本人宇宙飛行士9人と彼らを支える人々の実像と本音に迫る！ リアル『宇宙兄弟』の世界	667円	586-1 C
We are 宇宙兄弟 宇宙を舞台に活躍する人たち	モーニング編集部 門倉紫麻	民間宇宙ロケットから難病治療の新薬開発まで宇宙利用の可能性を拡げる人々の挑戦に迫る!!	667円	586-2 C
北朝鮮スーパーエリート達から日本人への伝言	加藤嘉一	世界初、北朝鮮主導層の肉声!! 「俺達の国はあと二年で崩壊する」「金正恩がなんだ！」	895円	587-1 C
ガンもボケも逃げ出す「人生のテーマ」の見つけ方 おカネをかけずに100歳まで元気な生活術	白澤卓二	ヨガ、語学、ガーデニングなど、健康長寿者の秘密！ 一生が楽しくなる人生後半戦の指針!!	876円	588-1 B
自分のことをしゃべりすぎる若者たち	杉浦由美子	就活、婚活、FB、ツイッターなど「しゃべり」を強いられる現代社会の病「自己PR強迫症」とは？	838円	589-1 B
20歳若く見える頭髪アンチ・エイジング	板羽忠徳	新しい髪の毛は〝抜けなければ〟生えてこない！ 正しいケアの仕方を知れば貴方もフサフサに!!	838円	590-1 B

表示価格はすべて本体価格（税別）です。本体価格は変更することがあります